LA PERFORATION TYPHIQUE DE L'INTESTIN ET DE SES ANNEXES

SON TRAITEMENT CHIRURGICAL

PAR

Le Dr Noël MAUGER

Ancien interne des hôpitaux de Paris
(Tenon, St-Louis, Enfants-Malades)

PARIS
G. STEINHEIL, ÉDITEUR
2, RUE CASIMIR-DELAVIGNE, 2

1900

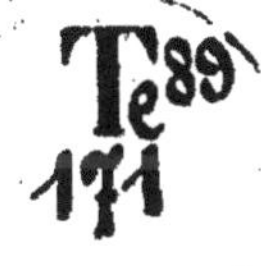

LA

PERFORATION TYPHIQUE DE L'INTESTIN

ET DE SES ANNEXES

SON TRAITEMENT CHIRURGICAL

PAR

Le Dr Noël MAUGER

Ancien interne des hôpitaux de Paris
(Tenon, St-Louis, Enfants-Malades)

PARIS

G. STEINHEIL, ÉDITEUR

2, RUE CASIMIR-DELAVIGNE, 2

1900

IMPRIMERIE A.-O. LEMALE, HAVRE

A MA FEMME

A MES PARENTS

A MES AMIS

A MONSIEUR LE DOCTEUR SEVESTRE

Médecin de l'hôpital des Enfants-Malades
Chevalier de la Légion d'honneur
Membre de l'Académie de médecine

A MON PRÉSIDENT DE THÈSE

MONSIEUR LE PROFESSEUR CHANTEMESSE

Médecin de l'hôpital du Bastion 29
Officier de la Légion d'honneur.

LA
PERFORATION TYPHIQUE DE L'INTESTIN
ET DE SES ANNEXES
SON TRAITEMENT CHIRURGICAL

INTRODUCTION ET DIVISION DU SUJET

Nous avons été le témoin, dans le cours de nos études médicales, d'une intervention pratiquée, dans un cas de perforation typhique, par M. le Dr Lejars. Bien que l'issue en ait été funeste, nous avions été frappé de l'amélioration réelle présentée par le malade après l'acte opératoire, et de certaines manières d'être de cette intervention : l'unicité de la lésion, la facilité avec laquelle elle fut trouvée, l'occlusion parfaite et rapide de la perforation, malgré ses larges dimensions, nous impressionnèrent vivement. En consultant la littérature médicale sur ce point, nous pûmes nous rendre compte qu'il n'existait pas de travail tout récent sur cette question, et, que, depuis trois ans au moins, les observations restaient éparses çà et là. Nous conçûmes alors le projet de reprendre l'histoire de cette intervention, d'en étudier les diverses phases, de rassembler les multiples observations, et d'y ajouter, si possible, quelques faits nouveaux.

Mais il ressortit clairement de nos premiers travaux qu'un diagnostic précoce était nécessaire pour assurer le succès de la thérapeutique chirurgicale. Ce diagnostic n'est pas aisé, la lecture des ouvrages classiques en démontre toute la difficulté,

Nous avons tenté pourtant d'y ajouter quelque netteté, persuadé que nous sommes de son importance primordiale.

L'étude complète, que nous désirions faire, du traitement de la perforation, nous a conduit à reviser rapidement l'étiologie de cette affection.

L'anatomie pathologique doit être connue du chirurgien. Nous avons surtout insisté sur les points qui intéressent plus particulièrement l'opérateur, réservant un chapitre assez long à la perforation des annexes de l'intestin, appendice et diverticule de Meckel.

L'étude de la symptomatologie devait nous retenir quelque temps ; c'est la connaissance approfondie de la valeur des divers symptômes, qui, dans le cas particulier, doit nous conduire au diagnostic précoce. Nous avons donné à ce diagnostic une importance qui s'explique aisément. La perforation, pour être traitée chirurgicalement avec quelques chances de succès, doit être dépistée de bonne heure ; il faut aussi la différencier des incidents typhiques assez nombreux qui la peuvent simuler.

Le pronostic ne nous a retenu que peu de temps ; à part de biens rares exceptions, il est fatal à brève échéance.

En présence de cette gravité, nous devions rechercher quelles étaient les ressources de la thérapeutique.

Le traitement médical nous a paru totalement impuissant ; l'intervention chirurgicale a donné des succès, déjà nombreux.

Après un court historique de la question, nous avons dressé la statistique des opérations de ce genre, et c'est sur les résultats de ce travail que nous avons essayé d'établir une technique d'intervention.

Nous concluons de la sorte à la laparotomie, aussi précoce que possible, à l'intervention courte, soigneuse et large.

Mais, avant d'aborder l'étude de notre sujet, nous sommes heureux de pouvoir témoigner ici notre reconnaissance aux maîtres qui ont bien voulu contribuer à notre instruction médicale, et nous ont rendu à la fois si utiles et si agréables ces dix années passées dans les hôpitaux de Paris.

C'est dans le service de M. le Dr Reynier, à l'hôpital Tenon, que nous apprîmes les éléments de chirurgie. Nous conservons le souvenir des leçons cliniques si attrayantes que nous faisait ce maître au lit du malade, et aussi de la grande amabilité qu'il nous témoigna souvent.

Nous apprîmes de M. le Dr Kirmisson, dont nous fûmes l'externe à l'hospice des Enfants-Assistés, les principes de l'orthopédie ; il nous fut donné de compléter ces notions, et d'étendre nos connaissances de chirurgie infantile, dans le service de M. le Professeur Lannelongue, dont nous eûmes l'honneur d'être l'interne, à l'hôpital des Enfants-Malades. Nous remercions ce maître bienveillant, des utiles enseignements que nous avons recueillis près de lui.

Il nous fut donné de connaître, dans le même service, MM. les Drs Chevalier et Villemin. Nous gardons le souvenir de leur amabilité.

Nous avons été l'externe de M. le Dr Lucas-Championnière ; c'est dire que nous avons pu apprécier son habileté opératoire et son grand sens clinique. Il voulut bien nous donner, dans des circonstances décisives, des marques précieuses de son bienveillant intérêt ; nous lui en conservons une reconnaissance durable.

M. le Dr Gérard-Marchant nous admit, comme interne, dans son service de l'hôpital Tenon. Nous eûmes la bonne fortune de faire, près de ce clinicien recherché, une année entière d'internat. Près de lui, nous avons appris ce que doit être la recherche d'un diagnostic chirurgical sérieux, c'est-à-dire basé sur l'examen attentif et complet du malade, et ce que doit être ensuite la discussion, consciencieuse et éclairée, de l'acte chirurgical. Qu'il nous soit donc permis de le remercier de ses utiles conseils et de sa bienveillance continue.

M. le Dr Poirier, dont nous ne fûmes que trop peu de temps l'interne, MM. les Drs Demoulin et Rochard, qui suppléèrent M. le Dr G. Marchant pendant le temps des vacances, ont droit également à nos remerciements pour l'initiative qu'ils voulurent bien nous laisser, et l'affabilité qu'ils eurent à notre endroit.

Nous fûmes, une année tout entière, l'externe de M. le Dr Ribemont-Dessaignes, à la Maternité de Beaujon. Nous avons reçu de ce maître de précieux enseignements obstétricaux et des marques d'intérêt dont nous lui sommes reconnaissant.

M. le Dr Boissard voulut bien, récemment, nous ouvrir les portes de sa Maternité de Tenon. Nous le remercions de cette faveur et de l'amabilité qu'il nous témoigna pendant notre séjour.

C'est dans le service de M. le Dr Fernet, à l'hôpital Beaujon, que nous apprîmes les éléments de la médecine. La grande science clinique de ce maître, sa haute valeur morale, nous ont inspiré de bonne heure respect et admiration. Nous lui exprimons ici notre reconnaissance des leçons qu'il voulut bien nous donner, pendant cette année d'externat, et de la bienveillance qu'il nous a souvent témoignée.

M. le Dr Siredey, qui suppléa notre maître pendant le temps des vacances, a droit également à tous nos remerciements.

M. le Dr Sevestre nous accueillit d'abord comme externe dans son service de médecine infantile, à l'hôpital Trousseau. Nous le remercions d'avoir bien voulu nous initier à cette science délicate de la pédiatrie, qu'il possède si parfaitement. Mais ce maître fit davantage pour nous ; il nous guida plus d'une fois, de ses conseils judicieux, dans le cours de nos études médicales, et nous facilita les moyens d'arriver au but ; nous avons conscience de lui devoir beaucoup. Qu'il veuille bien agréer, aujourd'hui, l'hommage très ému de notre profonde reconnaissance et de notre respectueuse affection.

M. le Dr Josias nous continua, à l'hôpital Trousseau, les enseignements de médecine infantile. Nous conservons le souvenir de ses utiles conseils de thérapeutique, et de la grande amabilité qu'il eut toujours pour nous.

M. le Dr Danlos, dont nous fûmes l'interne à l'hôpital St-Louis, voulut bien nous faire profiter largement des ressources dermatologiques multiples de ce bel hôpital. Nous le remercions bien vivement de ses conseils éclairés.

Nous ne saurions oublier M. le Dr Jacquet qui, pendant sa suppléance, voulut bien nous continuer cet enseignement dermatologique.

C'est dans le service, si actif, de M. le Dr Le Gendre, à l'hôpital Tenon, que nous avons effectué notre dernière année d'internat. Nous resterons toujours honoré d'une telle faveur.

Longtemps, nous garderons le souvenir de ces matinées d'hôpital, où notre maître distribuait si libéralement, au chevet du malade, ses précieux enseignements de clinique et de thérapeutique. Qu'il veuille bien nous permettre de lui exprimer ici, avec l'admiration que nous gardons pour le savant, le respect que nous ressentons pour l'homme. Sa probité médicale nous servira de modèle.

MM. les Drs Boulloche et Grandmaison suppléèrent notre maître, dans le cours de l'année; nous avons conservé de leur passage, le souvenir de leur enseignement et de leur affabilité.

M. le Dr Lejars nous témoigna, dans plusieurs circonstances, un bienveillant intérêt. Nous l'en remercions ici, ainsi que des conseils qu'il voulut bien nous donner pour ce travail.

M. le Dr Macaigne nous apprit les éléments de la bactériologie; nous lui en restons reconnaissant.

Dans de pénibles circonstances, et quelques-unes récentes encore, il nous fut donné d'apprécier la sollicitude de plusieurs de nos maîtres, et le dévouement de nos amis. M. le Dr Tuffier, dont nous ne fûmes que trop peu de temps l'élève, voulut bien nous marquer pourtant un intérêt dont nous restons touché. M. le Dr Jalaguier voulut bien nous donner, à différentes reprises, des marques de sa bienveillance et de sa grande bonté. M. le Dr Méry, qui nous fut dévoué plus d'une fois, MM. les Drs Sevestre, Le Gendre, Florand, Lepage, Touchard nous apportèrent, avec des soins éclairés, l'appoint d'une affectueuse sympathie. Nous gardons à tous, maîtres et amis, une gratitude profonde et durable.

Que M. le Professeur Chantemesse, qui a bien voulu nous faire l'honneur de présider notre thèse, reçoive, avec nos remerciements, l'expression de notre reconnaissance.

CHAPITRE PREMIER

Étiologie.

C'est de *dedans en dehors*, de la muqueuse vers la séreuse, que se produit le plus ordinairement la perforation intestinale de la fièvre typhoïde, et il permis de négliger les quelques cas, très rares, où cette perforation reconnut une autre cause. L'ouverture d'un abcès de voisinage, la rupture d'un ganglion suppuré sont des faits vraiment exceptionnels.

La *fréquence* de cette complication a donné lieu à des controverses multiples. Morin, dans sa thèse, en 1869, trouve 230 perforations sur 3,506 cas qu'il a observés. Presque à la même époque, vers 1877, Murchison, en Angleterre et Griesinger en Allemagne, firent paraître des statistiques. Murchison dit avoir observé 48 perforations sur 1,580 cas traités, soit 3,04 p. 100. Griesinger en trouve 14 sur 600 cas, soit une proportion moindre encore, 2,3 p. 100.

En Amérique, Flint a relevé 2 cas sur 72 observations, soit 2,74 p. 100.

Cette fréquence est d'ailleurs des plus variables, et il nous paraît difficile d'apporter des chiffres pouvant avoir quelque valeur. Ne sait-on pas, entre autresexemples, que la perforation paraît plus fréquente en Angleterre que sur le continent. Il est avéré que sur 33 individus, il en meurt en moyenne un par perforation, d'après les statistiques anglaises, et que sur 5 cas mortels, la perforation est constatée à l'autopsie une fois environ.

C'est *le troisième septénaire* qui nous a paru manifestement, dans les observations que nous avons compulsées, constituer l'époque d'apparition normale de la complication (33 cas dans la statistique de Platt, 6 cas dans nos observations personnelles).

Sur 193 cas, réunis par Fitz, on note les résultats suivants au point de vue de la date d'apparition :

Première semaine	4 cas
Deuxième semaine	32 »
Troisième semaine	48 »
Quatrième semaine	42 »
Cinquième semaine	27 »
Sixième semaine	21 »
Septième semaine	5 »
Huitième semaine	3 »
Neuvième semaine	2 »
Dixième semaine	4 »
Onzième semaine	3 »
Douzième semaine	1 »
Seizième semaine	1 »

Les deuxième et quatrième septénaires viennent immédiatement après le troisième au point de vue qui nous intéresse.

Mais la statistique précédente nous montre que la perforation peut être, ou plus *précoce*, ou plus tardive.

M. le Professeur Potain, dans une clinique sur la perforation typhique, rapporte un cas où cette complication apparut dans le premier septénaire. Il rappelle à ce propos une observation de Rilliet et Barthez avec perforation le huitième jour.

Dans ces deux cas, la dothiénenterie avait été précédée d'une scarlatine qui pourrait expliquer peut-être la friabilité des tissus.

L'observation de M. le Dr Sacquépée fait mention du huitième jour, comme date de l'accident.

Enfin, la perforation peut être *tardive*. La statistique de Fitz le démontre clairement. Pendant une ou deux semaines encore, la convalescence reste menacée de cet accident, et M. le professeur Hutinel, dans sa thèse d'agrégation, s'exprime ainsi :

« Il faut compter, chez le convalescent de fièvre typhoïde, avec un intestin mal cicatrisé, dans lequel persistent peut-être encore des ulcérations, et qui, en tout cas, a conservé une susceptibilité anormale, qu'expliquent aisément l'étendue et la profondeur des lésions dont il fut atteint. » Assez souvent, il s'agit, pour M. Hutinel, de formes légères et presque latentes, où la diarrhée, fort peu abondante, est bientôt suivie de constipation et pour lesquels on ne prend pas toutes les précautions nécessaires. Or, dans ce cas, les ulcérations sont peu nombreuses, mais elles peuvent être profondes.

La perforation est signalée pendant la *rechute*, dans quelques-uns de nos cas (54 et 72). Garcin, dans sa thèse (Lyon, 1892), rapporte 10 observations, dont 2 personnelles, de cet accident. Il croit que les écarts de régime expliquent aisément, à cette période, la production de la perforation. Ces complications ne nous ont rien présenté de particulier.

Le Dr Remlinger, dans la *Revue de médecine* du 1er avril 1899, rassemble 35 observations de *fièvres typhoïdes récidivées*. Sur ces 35 cas, six morts se sont produites, dont l'une par hémorrhagie, mais la perforation n'y est pas signalée.

La perforation accompagne d'ordinaire les fièvres typhoïdes graves : c'est un fait indiscutable, mais qui fut souvent discuté. Grisolle, notamment, dans son *Traité de Pathologie*, admet que les cas bénins et moyens sont plus souvent compliqués de cet accident que les dothiénenteries graves.

Il est certain que la symptomatologie est bien plus nette dans les cas de *typhus ambulatoire* que dans les cas adynamiques ; le tableau est autrement sensationnel. Mais il ressort manifestement, d'autre part, de la lecture de nombreuses observations, que la modalité sérieuse de la fièvre typhoïde est plus souvent en cause. Il s'agit, dans la généralité des cas, de formes sinon graves, du moins moyennes. Et c'est d'ailleurs tant pis pour le traitement chirurgical, car le pronostic est autrement favorable dans les formes bénignes et légères

Convalescence et forme modérée constituent un élément important de succès, pour l'intervention chirurgicale (n°s 1, 11, 59). C'est dans la convalescence que se produit la perforation, heureusement suturée, dans le cas de M. le Dr Heurteaux. C'est dans le cours d'un typhus ambulatoire que M. le Dr Peyrot intervient avec succès. Mais les observations restent nombreuses de cas opérés *vers le troisième septénaire*, dans le cours d'une *typhoïde sérieuse*, avec *guérison consécutive*.

L'époque de la perforation ne saurait constituer une contre-indication quelconque.

Certaines épidémies s'accompagnent manifestement d'une recrudescence dans le nombre des perforations; Griesinger signale ce fait intéressant, qui tient probablement à l'adjonction de bactéries secondaires, et à la virulence plus ou moins grande du bacille éberthien.

La perforation se produit fréquemment *à la suite d'hémorrhagies intestinales*. M. le Professeur Chantemesse admet, dans son article sur la fièvre typhoïde dans le *Traité de médecine*, que cette coïncidence a lieu dans 1/3 des cas. Lœwry et Glindzic, dans leur thèse inaugurale, n'admettent pas de relation entre ces accidents, dont ils nient d'ailleurs la fréquence.

Les observations que nous résumons plus loin prouvent que cette coïncidence est assez fréquente. Nous la retrouvons dans deux cas communiqués à nous par M. Chantemesse, dans une observation de notre collègue Monseaux et une autre, de notre collègue Paris. Cette présence simultanée des deux accidents nous a semblé d'ailleurs donner au tableau symptomatique une modalité que nous signalons ultérieurement.

L'examen des *causes prédisposantes* doit nous arrêter maintenant.

Le *sexe masculin* est surtout atteint ; toutes les statistiques sont d'accord.

L'*âge* du sujet est variable. Il s'agit le plus souvent de dothiénentéries, chez un *adolescent* ou un *adulte*.

Mais il est trop répandu de penser que la perforation est exceptionnelle chez *l'enfant*, et cette notion peut conduire à l'erreur. Nous avons, au cours de notre travail, rencontré, sans les chercher plus spécialement, un nombre assez considérable de perforations chez l'enfant.

M. le Dr Rilliet, tout en signalant cette rareté, due au petit nombre et à la nature des lésions des plaques de Peyer, rapporte 2 cas en 1838, et 1 au début de 1839.

M. le Dr Marfan, dans son *Traité des maladies de l'enfance*, cite le fait d'une perforation survenue chez un enfant de 11 mois, dans le service du Dr Dawtray-Drewitt (*British med. Journal*, 13 octobre 1894).

Garcin, dans sa thèse, cite deux cas observés par le Dr Rabot. Le Dr Ausset, de Lille, signale un cas récent.

Enfin, les discussions récentes de la Société de Pédiatrie, nous apportent quelques faits nouveaux :

M. Variot (14 nov. 1899) signale un cas de laparotomie faite pour perforation chez l'enfant.

MM. Barbier et Herrenschmidt apportent un autre cas.

Le cas de M. Heurteaux, qu'on trouvera ultérieurement, a trait à un jeune garçon.

M. le Dr Guinon, dans la *Revue mensuelle des maladies de l'enfance*, cite les deux faits que voici :

OBSERVATION 1. — Garçon de 10 ans, soigné en ville pendant trois semaines. Entre avec fièvre violente; il est abattu, et dès le lendemain, je constate tous les signes d'une perforation. Il est opéré dans la soirée par le chirurgien de garde qui trouve sous le péritoine environ 900 grammes de liquide purulent.

Mort au bout de quelques heures.

OBSERVATION 2. — Garçon de 9 ans et demi, au huitième jour d'une typhoïde grave, avec température de 40°5. Malgré bains et quinine, la fièvre reste violente, le délire est continuel ; c'est une forme ataxo-adynamique. Aussi quand, au quinzième jour, survient la perforation, je ne pense même pas à provoquer l'intervention chirurgicale. Mort en 24 heures. La perforation siégeait à 30 centim. de la valvule iléo-cæcale ; péritonite généralisée ; appendice sain.

M. le Dr Comby signale un autre cas, dans la séance du 13 février 1900 de la *Société de Pédiatrie*.

Les nos 92, 93 et 94 de notre statistique ont trait également à des enfants de 11, 14 et 16 ans.

Ces diverses observations, dont la plupart sont récentes, semblent prouver que la perforation n'est pas aussi rare chez l'enfant qu'on le croit communément.

La perforation n'est pas signalée *chez le vieillard*. Il s'agit d'une péritonite par propagation, dans le cas rapporté par M. le Dr Josias, médecin des hôpitaux, au cours de sa thèse sur *La typhoïde du vieillard*.

La cause efficiente de la perforation est d'ordre anatomo-pathologique.

Nous rechercherons maintenant *les causes prédisposantes*.

Nous signalerons seulement la présence de *lombrics*, incriminée par quelques auteurs, les *lavements* maladroits dont parle Morin, l'action de *l'ergotine* qui, en produisant le spasme musculaire, favorise, suivant Manquat, la perforation d'une ulcération profonde ; nous rappellerons, avec M. Potain, que le *transport inhabile* du malade peut être dangereux, et que le typhique ne doit pas faire d'efforts pour gagner sa baignoire. La *constipation* est incriminée par Gourounec, dans sa thèse ; il est évident que cet accident doit être évité, puisqu'il favorise la distension des anses intestinales.

Les *purgatifs intempestifs* ont souvent causé tout le mal ; il faut en être sobre *vers la troisième semaine*, puisque le péristaltisme est dangereux. M. le Dr Vaquez considère que c'est là une cause assez fréquente de perforation.

Tous les efforts peuvent être incriminés : toux, éternuement, mouvement volontaire, efforts pour aller à la selle. Le cas est signalé dans une des observations de notre statistique.

Nous voulons insister plus longuement sur *les écarts de régime*. Ce point est d'autant plus inportant, que la question de l'alimentation des convalescents de typhoïde est aujourd'hui de nouveau discutée. En 1856, à la *Société médicale des hôpitaux*, une longue discussion fut ouverte sur les avantages et les inconvénients de la diète: Legroux, Cahen, Bouchut, Barth, prirent part au débat ; la conclusion fut que le lait pouvait être employé, mais avec de grands ménagements. Les partisans de la diète rapportèrent à ce propos des exemples de perforations consécutives à une alimentation trop précoce.

Le régime lacté est admis aujourd'hui de tous, mais quelques médecins attribuant certaines hyperthermies de la convalescence à l'état d'inanition du sujet, veulent alimenter le typhique dès la fin de sa période fébrile, et même pendant la phase aiguë. Gournitzki donne à ses malades, dès les premières semaines, des potages, des hachis, du bifteck en boulettes, des légumes. Il a obtenu de ce régime les meilleurs résultats. Dans la séance du 16 février 1900, M. le Dr Vaquez dit n'avoir obtenu lui-même que des avantages d'un traitement alimentaire, plus léger d'ailleurs que le précédent, dans 11 cas qu'il a soignés ainsi. « Il est presque inutile de dire que je n'ai pas constaté d'hémorrhagie intestinale, ni d'autres complications abdominales plus graves. » M. le Dr Siredey partage cette manière de voir. M. le Dr Merklen n'est pas de cet avis, et pense « que le régime lacté constitue une règle de conduite moins dangereuse que celle qui consiste à alimenter ces malades ». Le treizième jour qui suit la chute de la température doit être attendu, dit M. Merklen, pour instituer un régime alimentaire autre que le lait. Dans deux cas qui nous ont été communiqués, l'écart de régime constituait certainement l'étiologie de la perforation. Nous les rapportons ici, tout en concluant que si l'inanition peut donner des accidents, la perforation est autrement grave :

Obs. 3. — (Due à notre collègue Nattan-Larrier.) — Un malade, venant à pied à l'hôpital Andral, demande, en juin 1897, à être hospitalisé en raison de son état de misère. Il dit n'avoir pas mangé depuis plusieurs jours. On trouve seulement quelques râles à l'auscultation.

Pas de douleurs abdominales. Tempér., 37°.

Le soir, il a 40°. Le régime lacté est institué; mais, pendant la nuit, le malade prend un morceau de pain à l'un de ses voisins, et le mange rapidement.

Le lendemain soir, il était mort.

AUTOPSIE. — Plaques de Peyer détergées.

Une plaque perforée siégeait dans le dernier mètre de l'intestin grêle.

OBS. 4. — (Communiquée par notre collègue Couscoux, interne à l'hôpital Necker.) — La malade, récemment accouchée, a pris le lit dix-sept jours avant son entrée à l'hôpital, pour céphalalgie, lassitude générale et fièvre.

Elle entre le 19 mars, à Necker. On voit une femme amaigrie, les traits tirés, un peu agitée, et se plaignant beaucoup. Toux sèche, quinteuse, sans expectoration. Ventre sensiblement normal, pas douloureux.

Le lendemain 20 mars, après un purgatif, elle est beaucoup plus calme; elle demande à manger. La langue est saburrale, le ventre très souple, mais la température est élevée (40°); la congestion pulmonaire est assez intense.

Le 21, apparition de taches rosées lenticulaires, discrètes, difficiles à découvrir, vu les vergetures et la pigmentation du ventre. Un peu de diarrhée.

Séro-diagnostic positif. On institue le traitement : lotions vinaigrées, enveloppements froids, lavements matin et soir, quinine, benzonaphtol.

Du 21 au 26, l'affection continue à évoluer, d'une façon bénigne; diarrhée peu abondante, ventre légèrement ballonné, mais souple et non douloureux. Les phénomènes pulmonaires s'amendent, le pouls est très bon.

Le 26, *la malade commence sa défervescence.* Le matin, 38°; le soir, 38°,4.

Le 27, *la température s'élève brusquement le soir à 39°,6*; le pouls monte à 112; la malade n'accuse d'ailleurs aucune douleur; on ne peut trouver la cause de cette ascension.

Le 28, *la température retombe à 38°*, le pouls reste entre 100 et 110; quelques douleurs dans le ventre, mais pas de localisation précise. Rien à la palpation.

Pas de défense musculaire. Quelques nausées; la malade, agitée, nerveuse, réclame à manger. Pas de selles dans la journée; un lavement ramène quelques matières.

Dans la nuit, *les symptômes s'aggravent rapidement.*

Le 29, malgré la température de 38°,2, *le pouls est filiforme, incomptable au-dessus de 140. Facies anxieux, traits tirés. L'abdomen se défend; hyperesthésie généralisée.*

A la percussion, on note *la disparition de la matité hépatique*; sonorité, sauf dans les flancs, où existe une légère submatité.

Le diagnostic est nettement posé de péritonite par perforation, *à début insidieux.*

On interroge la malade pour savoir si elle n'a rien mangé ces jours-ci, *et elle finit par avouer que, le 27, une voisine lui a donné un croissant, qu'elle a très vite avalé, de peur d'être surprise.* La coïncidence avec l'élévation thermique est donc ici frappante.

Les symptômes s'accentuent dans la journée et, *le lendemain*, l'état est désespéré : pouls filiforme, facies péritonéal, abdomen se défendant à peine, plus de douleurs. Affaiblissement graduel et mort avec température de 37°,2. *Ce dernier jour, les seuls symptômes vraiment importants étaient le facies et le pouls* de la malade; le ventre fournissait à peine quelques renseignements sur l'état péritonéal.

Autopsie, trente heures après la mort.

L'épiploon est tendu au-dessus des anses intestinales agglutinées retenues par des fausses membranes blanc jaunâtre.

Dans le petit bassin, un litre de pus, mêlé de débris grisâtres. L'intestin, déroulé et ouvert, montre très nettement, *à 10 centim. environ du cæcum, sur l'intestin grêle, deux petites perforations*, dont l'une a la taille d'une lentille, et dont l'autre est plus fine; pas d'autre point perforé. Rate grosse et molle.

CHAPITRE II

Anatomie pathologique.

L'autopsie d'un typhique, chez lequel on recherche la présence d'une perforation intestinale, doit être faite avec le plus grand soin.

Dillay, dans sa thèse (1886) recommande, avant toute manœuvre, d'examiner sur place les parties malades, et de réséquer ensuite, portion par portion, le tube intestinal. L'examen de toutes les parties du tube digestif sera fait attentivement, l'appendice, les diverticules seront recherchés, pour ne pas aboutir à l'erreur qui fut sans doute plus d'une fois commise, de prendre pour une péritonite par propagation, une appendicite par exemple.

Le *siège* de la perforation doit nous occuper tout d'abord. Signalons, bien qu'il s'agisse là de faits en dehors de notre sujet, la possibilité de perforations gastriques : 2 cas de Milliard (1877), 1 cas de Louis, rapporté par le même auteur.

Les perforations peuvent siéger, *sur l'intestin*, à des hauteurs différentes; on peut dire que, du haut en bas du paquet intestinal, cet accident a été noté. Nous étudierons la disposition normale et les anomalies.

A. — Intestin grêle.

C'est sur *les soixante derniers centimètres de l'iléon*, rarement même au-dessus de 50 centimètres, que se rencontrent le plus souvent les perforations. Les divers auteurs sont d'accord à ce sujet, et la plupart de nos observations le prouvent surabondamment.

Mais, d'autres points peuvent être touchés, le *duodénum*, par exemple. Dans une observation que nous communique notre Maître, M. le Dr Le Gendre, nous lisons ces détails intéressants :

Obs. 5. — Malade dont le météorisme s'exagérait progressivement, malgré la thérapeutique appropriée. Le 17 juillet, la douleur abdominale apparait, siégeant au niveau de l'hypochondre droit. Cette localisation me fit songer d'abord à une *cholécystite*. Les phénomènes péritonéaux s'accentuèrent les deux jours suivants, et la malade mourut le 19.

Autopsie. — Péritonite localisée avec liquide abondant, fécaloïde. Fausses membranes agglutinant les anses de l'intestin grêle, le côlon transverse et l'estomac.

L'intestin, ouvert dans toute sa longueur, présente dans la *première partie du duodénum*, à 6 ou 7 centim. du pylore, une perforation lenticulaire siégeant au fond d'une plaque ulcérée. Tout le reste de l'intestin est indemne sauf les derniers 25 centim. de l'iléon, où se trouvent de nombreuses plaques de Peyer profondément ulcérées.

Bien que cette localisation soit rare, il faut donc y songer pour le diagnostic et la connaître au point de vue du traitement.

Les perforations du *jéjunum* sont exceptionnelles aussi. Couturier, dans la *Loire médicale* du 15 novembre 1885, rapporte un cas de double perforation, l'une au commencement du *jéjunum*, l'autre dans le *côlon transverse*. Il rappelle que les statistiques de Nacke et d'Hoffmann n'en mentionnent qu'un seul cas. Nous y ajouterons le cas de Lebert (*Anat. pathol.*, 1861).

B. — Gros intestin.

I. Cæcum. — Les perforations, quoique rares encore, sont ici plus fréquentes. Nous signalerons les 3 cas de Loudet, les 2 cas de Rokitansky, et aussi l'observation Milliard, de la thèse de Gouronnec. C'est d'une double perforation, sise au cæcum et à l'iléon, qu'il s'agit dans le cas de Surmay (nº 3 de la statistique). Les nos 37 et 92 ont trait également à une perforation cæcale ; le malade 92 guérit.

II. Côlon. — Il peut également être atteint. La prédominance des lésions dans cette partie du gros intestin peut même, dans quelques cas, dominer toute la scène, et cette disposition constitue le *coléo-typhus*. Leudet, en 1871, a résumé l'état de cette question ; depuis l'ulcération de la grosseur d'un pois, jusqu'à la large perforation à l'emporte-pièce, toutes les lésions sont possibles. Hoffmann, Renaut, Siredey, et plus récemment Orton ont étudié les altérations du gros intestin.

Dans sa thèse récente (1899), Prévost-Maisonnay a donné de nouveaux faits. Il pense que la perforation est proportionnellement rare au niveau du côlon, et apporte les deux observations suivantes :

Obs. 6. (Thèse Prévost-Maisonnay, 1899, résumée.) — G..., facteur, 39 ans. Dans le cours d'une typhoïde, chute brusque de température à 37°,6. Pouls incomptable. Mort le lendemain, dans le coma. On trouve sur *le côlon transverse*, à sa partie moyenne, plus près de l'angle splénique que de l'angle hépatique, une perforation large comme une lentille, et sur les bords de cette perforation, quelques traces de matières fécales. Ulcérations au niveau du cæcum et du côlon ascendant.

Obs. 7. (Dans thèse Prévost-Maisonnay.) — « A l'autopsie, l'abdomen est rempli de liquide abondant, jaune, ocreux. Sur le bord du côlon transverse, opposé à l'insertion mésentérique, mais particulièrement sur sa face postérieure, existent 7 à 8 perforations, larges, les unes comme une pièce de cinquante centimes, les autres atteignant et dépassant même la largeur d'une pièce de deux francs. Sur d'autres points du côlon transverse, paroi amincie et prête à se rompre. »

On trouvera plus loin, au nombre des interventions, une laparotomie qui ne montra pas la perforation ; elle était située, comme l'autopsie le prouva, vers le milieu du côlon transverse (obs. Celos).

III. Rectum. — Leudet cite 2 cas de ce genre de perforations. M. Hutinel rapporte dans sa thèse, que Cokle a vu le rectum perforé par une folliculite typhique à 22 centim. de l'anus. Un abcès du voisinage, dont la cause doit être souvent méconnue, peut être la conséquence d'une telle perforation.

C. — Appendice vermiforme.

Il est important pour le chirurgien de savoir que les lésions de l'appendice sont fréquentes dans le cours de la dothiénentérie et que toutes les modalités cliniques y sont possibles.

Murchison et Milliard ont rapporté, chacun un cas de perforation appendiculaire. Morin, dans sa thèse, a réuni douze cas analogues. Dans le *Traité de Chirurgie,* M. le Dr Guinard attire l'attention sur cette complication pleine d'imprévu, et s'exprime ainsi : « Si l'on voulait s'astreindre à user du séro-diagnostic dans tous les cas d'appendicite, on s'apercevrait, plus souvent qu'on ne le pense, que les accidents sont survenus au cours d'un typhus levissimus méconnu. J'ai dans ma pratique, un cas de ce genre absolument positif. » Nous reproduirons cette observation.

Il est en effet certain que des lésions appendiculaires typhiques sont couramment méconnues dans le typhus ambulatoire, et que des appendices, à lésions éberthiennes, sont réséqués pour lésions banales.

Quelles sont donc les *altérations possibles de l'appendice* dans la fièvre typhoïde ? Une courte digression nous est ici nécessaire pour comprendre la perforation appendiculaire.

M. le Professeur Dieulafoy a magistralement étudié, dans une communication à l'*Académie de médecine*, les différentes modalités de ces lésions. Nous suivrons l'ordre qu'il adopta, en y ajoutant quelques faits nouveaux.

La structure de l'appendice est d'ailleurs entièrement favorable à l'évolution du bacille, les follicules clos y sont abondants, tellement serrés que l'appendice se présente intérieurement, selon M. Poirier, sous la forme d'une « grande plaque de Peyer ».

Le *stade d'infiltration* peut être fort marqué au niveau du diverticule. Dans la thèse que Coulomb a consacrée *à l'étude des lésions* de l'appendice dans la fièvre typhoïde, nous voyons que l'examen microscopique d'un appendice, enlevé post-mortem chez un sujet qui avait présenté le point de Mac Burney au début de son infection, montrait une accumulation de leucocytes dans les organes lymphoïdes, et l'infiltration des villosités. Notre collègue et ami Lœper a bien voulu nous donner ces quelques lignes sur l'examen d'un appendice pratiqué récemment.

Obs. 8. (Lœper). — Malade morte de myocardite, a présenté le point douloureux de Mac Burney.

L'orifice de l'appendice est sain. A l'ouverture du canal appendiculaire, on constate un boursouflement marqué de la muqueuse, qui réduit considérablement la lumière. Extérieurement, l'appendice est ferme, gros, de longueur moyenne, avec des vaisseaux un peu dilatés.

Microscopiquement, nous avons constaté une folliculite généralisée, aux quatre régions différentes, où nous avons fait les coupes. Partout, des follicules volumineux dont les contours se touchent. Vaisseaux de la couche externe très dilatés, et quelques coulées lymphatiques intra-musculaires. La muqueuse est saine en presque tous les points, sauf en une région peu étendue, où elle est tombée avec des détritus cellulaires dans la cavité centrale.

Mais, les lésions ont progressé, et elles atteignent en quelques jours le *stade d'ulcération*. Aux observations que l'on trouvera consignées dans la thèse de Coulomb (Lannois, Huchard et Guéniot, Murchison, Dr Letulle, in thèse Barbe), nous ajoutons seulement les deux faits suivants :

Obs. 9. (Lœper.) — Charlotte F..., 22 ans, morte d'hémorrhagie intestinale.

L'intestin est coupé dans toute son étendue. Il présente une véritable éruption de follicules, les uns ulcérés, les autres simplement saillants et ecchymotiques.

On compte jusqu'à 38 plaques de Peyer et, approximativement, 2,000 follicules sur l'intestin grêle. Sur le gros intestin même, les follicules sont confluents et prennent tous part, sans aucun doute, au processus infectieux. L'éruption ne s'arrête qu'à 15 centim. de l'orifice anal.

Le cæcum présente au niveau de l'orifice de l'appendice une ulcération en demi-lune, occupant seulement la moitié postérieure du rebord muqueux. Cette ulcération, mamelonnée, parsemée de petits amas sanguinolents et puriformes, est limitée en dehors par un bord décollé et flottant qui lui donnerait plutôt l'allure d'une lésion tuberculeuse, n'étaient les nombreuses lésions spécifiques des autres régions.

L'*appendice*, qui présente 12 centim. de longueur, est gros, presque turgide. A sa surface extérieure, sous le péritoine, courent des vaisseaux dilatés. On trouve même un petit ganglion au niveau de l'angle iléo-cæcal.

Ouvert le long de son méso, il montre *deux ulcérations* siégeant, l'*une* tout à la partie supérieure, et se continuant manifestement avec la lésion signalée sur le bas-fond du cæcum, l'*autre*, un peu au-dessous, moins ulcéreuse et étalée.

Cette dernière a l'aspect des ulcérations typhiques que l'on trouve dans l'intestin.

Microscopiquement, nous avons examiné l'appendice au niveau de ces deux points malades et au voisinage de l'extrémité inférieure de l'organe.

Au niveau de la première ulcération, la plus accentuée d'ailleurs, la muqueuse a complètement disparu le revêtement superficiel est remplacé par des amas de cellules rondes, presque toutes à gros noyau très colorable et à protoplasma peu abondant, les unes dégénérées, les autres saines.

Ces amas se retrouvent avec des détritus informes, prenant bien les couleurs acides, au centre même de la cavité appendiculaire.

Au-dessous de cette couche de cellules migratrices, s'étend une nappe de tissu lymphoïde, où l'on retrouve par endroits les contours du follicule appendiculaire normal. Mais ces contours n'ont plus aucune netteté ; ils se confondent insensiblement avec la nappe inflammatoire voisine, dans laquelle on distingue par endroits deux ou trois culs-de-sac glandulaires très courts.

La sous-muqueuse est manifestement augmentée de volume ; les coulées de cellules lymphatiques se continuent dans la tunique musculeuse, dissocient les fibres musculaires, au milieu desquelles elles dessinent de longues traînées bleuâtres. La couche externe de l'appendice paraît saine, n'étaient quelques dilatations vasculaires remplies de globules rouges et de nombreux leucocytes.

Au niveau de la deuxième ulcération, les lésions sont moins évidentes ; la muqueuse n'a disparu qu'en un point, au niveau de la tête d'un follicule lymphatique qui s'avance dans la cavité appendiculaire où il dissémine ses éléments nécrosés.

La base de ce follicule paraît se prolonger profondément, fuser en quelque sorte vers la musculeuse, comme si l'ulcération en marche voulait se faire issue du côté de la séreuse. Les autres follicules sont augmentés de volume, le centre en est manifestement hyperplasié. La séreuse a peu réagi. Les autres parties de l'appendice sont normales. La muqueuse est saine. Pourtant, il est manifeste qu'il y a encore là un certain degré de folliculite jeune en évolution.

Obs. 10. (Lorza.) — Malade morte le septième jour de sa maladie. Plaques de Peyer ulcérées. L'appendice assez long (9 centimètres) ne présente rien à l'œil nu. Au microscope, on constate à la partie toute supérieure, au voisinage du bourrelet cæco-appendiculaire, *une zone nettement ulcérée*, avec desquamation muqueuse, désintégration folliculaire et ramollissement du centre, amas lymphatiques volumineux dans les couches sous-jacentes.

Ces lésions d'hyperhémie et d'ulcération se traduisent d'ordinaire par des symptômes douloureux appendiculaires. Elles peuvent conduire parfois à l'intervention.

Obs. II. — *Fièvre typhoïde à début anormal. Laparotomie. Lésions appendiculaires.* (Par M. le Dr Guinard, chirurgien des hôpitaux. Thèse Coulomb, 1899.) — Une jeune fille de 21 ans, nommée D..., entre le 15 novembre 1897, à l'hôpital Lariboisière, salle Elisa Roy, dans le service de M. Peyrot.

Cette malade a eu des antécédents gastriques. Depuis deux ans, elle a, dit-elle, une « ulcération de l'estomac » qui s'est manifestée par des douleurs gastriques violentes après les repas. A la suite d'un vomissement très copieux de sang noir, elle est entrée à l'hôpital Tenon où elle a été soignée par M. Talamon avec des lavements de peptone, au régime lacté et à l'eau de Vichy. Depuis ce temps-là son état s'est notablement amélioré. Vers le 1er décembre, elle a été prise *après déjeuner d'un malaise subit suivi de vomissements verdâtres et de fièvre.* Quelques heures après *tout le ventre était douloureux* au point qu'étant sortie, elle fut obligée de prendre une voiture pour rentrer chez elle. Un médecin appelé ordonna de la glace sur le ventre et à l'intérieur. La malade eut alors quelques selles diarrhéiques puis une constipation opiniâtre. Depuis ce jour les douleurs n'ont jamais cessé complètement, elles surviennent par crises avec des intervalles de repos.

Quand la malade essaie de prendre quelque chose les douleurs s'exacerbent. Elles siègent surtout dans la fosse iliaque droite et particulièrement dans la région prégastrique. Le point de Mac Burney est moins douloureux à la pression que la région pylorique. L'inappétence est complète, avec dégoût marqué pour la viande. La malade est un peu pâle, mais l'état général ne semble cependant pas mauvais. Dans la nuit du 11 au 12 décembre, crise d'étouffement très prononcée, et bien que la malade n'ait rien mangé *elle commence à vomir* un liquide jaunâtre, bilieux très abondant, et les douleurs gastriques et iliaques augmentent notablement.

Le 12 décembre, la température monte à 39°,6. Pensant à quelques lésions stomacales, MM. Peyrot et Guinard se décidèrent à une laparotomie.

Une incision médiane sus-ombilicale (15 décembre) permet d'explorer l'estomac et de s'assurer qu'à part une légère induration profonde du côté du pylore, il ne présente rien d'anormal. Les signes d'infection péritonéale doivent donc venir d'une autre source. On referme alors l'incision sus-ombilicale pour immédiatement pratiquer l'incision de Roux au-dessus de l'épine iliaque droite.

Il est aisé de voir *que c'est l'appendice qui en est cause. On en fait la résection* et à la coupe on ne trouve comme lésion macroscopique *qu'un piqueté rouge de la muqueuse avec quelques points noirs épars rappelant les plaques rosées de l'intestin dans la fièvre typhoïde.*.

Les jours suivants, la température remontant à 38°, on examine les sutures et on est surpris de voir que les deux incisions prégastrique et iliaque suppurent abondamment. On est obligé de faire sauter tous les points de suture et de faire un tamponnement humide. La malade guérit très bien, mais cependant au moment de sa sortie, qui eut lieu le 30 janvier 1898, les plaies n'étaient pas encore complètement cicatrisées.

« J'avais déjà, ajoute M. Guinard, l'esprit attiré sur cette coexistence de l'appendicite avec la fièvre typhoïde, aussi priai-je un externe de mon ami Widal de venir faire l'examen du sang et, à notre grande surprise, M. Widal nous fit répondre *que le séro-diagnostic ne pouvait laisser aucun doute dans ce cas particulier.*

La *perforation* de l'appendice peut être l'aboutissant de toutes ces lésions. Les diverses tuniques sont successivement envahies, et un orifice vient établir la communication entre la cavité de l'appendice et la cavité péritonéale.

Les observations de Letulle (Thèse Barbe), de Bouteccou, d'Alexandroff, de Murchison ont trait à des *perforations appendiculaires.* Il s'agit également de perforation typhique au niveau de l'appendice, dans un cas que nous devons à M. le Dr Zuber. Nous rapportons ici ces diverses observations, tant au point de vue de la symptomatologie, que de la nature des lésions.

Obs. 12. — *Fièvre typhoïde. Hémorrhagie intestinale profuse. Perforation de l'appendice vermiculaire vers le vingt-huitième jour.* (Murchison).

Marie-Anne B..., âgée de 18 ans, admise au London Fever Hospital, le 11 septembre 1865. Elle avait les idées confuses et ne pouvait pas dire depuis combien de temps elle était malade. Peau chaude, plusieurs taches rosées typiques sur l'abdomen; pouls 120, petit et faible; langue humide et brune au centre, diarrhée, abdomen sensible et tympanique.

Jusqu'au 16 septembre, des taches nouvelles furent notées tous les jours, mais à partir de cette date, elles disparurent. Pendant les cinq jours qui suivirent le 14 septembre, elle refusa obstinément de prendre aucune boisson et fut soutenue par des lavements de thé, de bœuf et d'eau-de-vie. La langue devint sèche et brune, le pouls monta de 120 à 144 ; la toux commença le 16 septembre et l'on entendait des râles humides sur toute l'étendue des poumons; l'abdomen continua à être distendu et sensible, et la diarrhée persista. Les selles étaient couleur d'ocre ; il n'y avait pas de sang; mais dans la nuit du 23 septembre, il y eut quatre évacuations très copieuses où il n'y avait pour ainsi dire que du sang.

L'hémorrhagie fut arrêtée par de fortes doses d'acide gallique et d'opium; mais quoique antérieurement, pendant quatre jours, son état général eût été plus satisfaisant, et que l'on pût même concevoir l'espoir de la guérison, elle déclina rapidement après l'hémorrhagie et mourut le 25 septembre.

Autopsie. — Plaques de lymphe récente sur toute la surface des intestins, particulièrement dans le voisinage du cæcum.

Dans l'appendice vermiculaire se trouvaient quatre ulcérations dans l'une desquelles, à environ 1 centimètre et demi de l'extrémité, on remarquait deux petites perforations. Le contenu des intestins ne s'était pas échappé dans la cavité péritonéale.

Ulcérations étendues dans l'iléon, et quelques-unes dans le cæcum, près de la valvule; les eschares s'étaient détachées de la plupart des ulcérations qui commençaient à se guérir. La source de l'hémorrhagie est restée indéterminée.

Obs. 13. — *Abdominal section for ruptured typhoid, ulcer and for intestinal obstruction.* (Boutecou. *Journ. of Americ. Assoc.*, p. 106, 28 janvier 1888.)

Un homme de 25 ans, atteint de fièvre typhoïde, *fut pris tout à coup de douleurs* de la fosse iliaque droite, avec nausées, tympanisme, et bientôt de vomissements, d'absence de selles, et de tous les signes d'une péritonite par perforation intestinale. Le malade était en collapsus, *fatalement condamné*, la perforation remontant à quarante-huit heures environ, lorsque Boutecou pratiqua la laparotomie.

Dans le péritoine, épanchement noirâtre, *ulcère perforant de l'appendice iléo-cæcal, que l'on enlève après ligature; une seconde perforation* sur l'iléon, à dix pouces du cæcum, est aussi liée. Le patient mourut encore anesthésié.

Obs. 14. — *Laparotomie dans un cas d'appendicite typhoïde.* (Alexandroff, de Moscou, 1893.) — Le 24 septembre 1897, entra dans le service interne de l'hôpital, un garçon, Vladimir L..., âgé de 9 ans et 6 mois; il était atteint depuis quatre jours d'une fièvre grave; quelque temps auparavant, son frère, qui avait la fièvre typhoïde, a été admis dans le même service.

La température élevée, le pouls fréquent, la langue chargée et tout l'état général du malade permettaient de croire qu'il était également atteint de fièvre typhoïde. D'après la marche de la maladie, on pouvait considérer l'infection comme assez faible : la température ne marquait que 40°,2 ; le pouls était assez fort, l'état fonctionnel des voies digestives était tout à fait normal. La présence du sang dans les selles du malade n'a pas été signalée; une fois seulement, deux jours avant la catastrophe, les excréments étaient d'une couleur plus ou moins foncée, ce qui permettait de supposer la présence du sang; nous n'avons pas examiné les excréments.

Dans la nuit du 28 au 29 octobre, apparurent des *vomissements abondants* et à plusieurs reprises; le pouls, qui était tout le temps plein, *tomba subitement et le malade se plaignit de maux de ventre.*

Le 29, vers le matin, mal au cœur, estomac gonflé et sensible aux palpations. Le pouls, énormément faible et fréquent : l'état général grave. Pendant toute la journée je n'ai pas vu le malade; le soir, qu* je fus appelé, je le trouvai très affaibli : son visage exprimait la souffrance, la langue était très chargée, les lèvres sèches. Le ventre était ballonné, très sensible aux pressions. En percutant l'abdomen on y constate la présence d'un exsudat. Respiration fréquente et superficielle ; pouls faible, fréquent et presque incomptable ; température, 40°.

Des symptômes si graves annonçaient sans aucun doute que nous avions affaire à une péritonite due à une perforation de l'intestin. Comme l'état du malade était grave, presque désespéré, il nous restait un seul moyen pour le sauver, ou bien le soulager : ouvrir la cavité abdominale. L'opération fut exécutée le soir, vingt-quatre heures après l'apparition des symptômes de péritonite aiguë. Chloroforme en petite quantité. Incision allant de l'ombilic jusqu'à la symphyse pubienne sur la ligne médiane. Le péritoine incisé, il s'écoule de la cavité abdominale une masse de liquide trouble, avec membranes et odeur fétide. Les intestins qui se présentèrent à nos yeux étaient ballonnés, et à leur surface on apercevait de petites taches hyperémiques d'une forme prolongée ou ovale ; ces taches se trouvaient sur le trajet des intestins, opposé à l'insertion du mésentère. Évidemment, ces taches correspondaient aux ulcérations des intestins.

Pour pouvoir trouver l'endroit perforé, nous agrandîmes un peu l'incision primitive de la paroi abdominale. Examinant les anses intestinales, en les faisant passer entre les doigts de bas en haut, j'atteignis bien vite cette partie d'intestin grêle où les ulcérations disparaissaient tout à fait, puis je commençai d'examiner l'intestin de haut en bas vers le cæcum.

L'appendice cæcal était anormal et présentait une large ouverture par laquelle passait facilement l'extrémité de l'index. Je me décidai à enlever cet appendice. Au niveau de sa base, je mis une ligature en soie.

L'appendice cæcal fut enlevé avec des ciseaux et les bords de la plaie furent réunis par deux sutures fines de fil en soie.

La toilette du péritoine consistait tout simplement dans l'évacuation des masses liquides fétides et le lavage de la cavité péritonéale avec une solution boriquée tiède. La plaie abdominale fut réunie par des sutures en soie qui traversaient toute la paroi de l'abdomen ; dans la partie inférieure de la plaie, j'introduisis un drainage d'un volume assez considérable ; pansement iodoformé.

L'opération ne dura que vingt-cinq minutes. A la fin, le malade était très affaibli, le pouls devenait presque insensible. Transporté dans le lit, il reprit connaissance et but de l'eau avec de la valériane. Le collapsus augmenta et au bout de vingt minutes survint la mort.

L'Autopsie confirma notre diagnostic de fièvre typhoïde.

L'examen de l'appendice que nous venions de réséquer, nous a découvert *trois grandes plaies : l'une était sur l'extrémité, les deux autres sur les surfaces latérales de l'appendice.*

OBS. 15. — *Perforation pendant rechute. Appendice perforé dans le cours d'une fièvre typhoïde anormale. Péritonite suraiguë. Mort.* (Observation résumée communiquée par M. le Dr LETULLE. Thèse Barbe, 1895). — Vaun..., Eugène, 25 ans, plâtrier, entre le 19 avril 1894, salle Louis, n° 20, en se plaignant de mal de tête, de coliques et rhume léger. Il s'agit d'un pauvre diable, saturnin (il a eu à deux reprises, en 1892, des coliques de plomb à la Rochelle), qui entre, un peu reçu par commisération, car il ne paraît pas très malade.

Il raconte cependant qu'il y a trois semaines, ayant eu froid (il couchait sur des fours à plâtre dans la banlieue) il eut un frisson léger, du mal de tête, des nausées fréquentes et des vomissements bilieux abondants. Il mourait de soif et buvait de l'eau stagnante. Depuis huit jours, la diarrhée s'est installée, avec douze ou quinze selles par jour. Il lui est même arrivé de laisser échapper des matières sous lui, sans s'en apercevoir. Il a perdu l'appétit et ne demande que du lait qu'il conserve du reste difficilement. Sa température rectale est de 37°,8.

L'examen attentif des poumons, du cœur, du foie, de la rate et des urines ne révèle rien.

L'abdomen est légèrement ballonné, un peu douloureux au niveau de la fosse iliaque droite.

Dès le lendemain de son entrée, la température rectale s'élève et passe par des oscillations anormales qui éloignent de l'hypothèse d'une fièvre typhoïde banale.

Voici les chiffres :

	MATIN	SOIR
20 avril	38°,8	39°,9
21 —	39°,2	38°,6
22 —	38°,1	38°,9
23 —	39°,4	40°
24 —	39°,5	39°,3
25 —	38°,9	39°,2
26 —	39°,3	39°,4
27 —	38°,6	37°,6
28 —	37°,4	39°,2
29 —	37°,2	38°,2

On note seulement, le 23, un peu de sécheresse de la langue, sans tuméfaction de la rate. Pourtant le malade touchant à 40° le soir, on croit pouvoir pencher le diagnostic vers la fièvre typhoïde, alors que les jours précédents on inclinait plutôt vers la grippe à forme abdominale. Le malade n'a aucun délire, il est très calme. N'étaient ses vomissements fréquents et sa diarrhée, il n'irait pas mal. Dès le 25, l'état général s'améliore, et le 27 au soir, le malade a une température de 37°,6, plus basse d'un degré que le matin, qui coïncide avec un appétit marqué. La langue est propre, la diarrhée a disparu. Mais dès le 29 au soir, la température rectale remonte à 38°,8, et le 1er mai la diarrhée reparait avec les coliques qui n'avaient cédé que quelques jours; grâce à la morphine on calme ces douleurs.

	MATIN	SOIR
	—	—
29 avril	—	—
30 —	37°,8	39°,4
1er mai	39°	39°,6
2 —	37°,8	38°,6

Dans la nuit éclate *un frisson violent* et le 2 au matin on trouve un *facies abattu, le pouls petit, serré, rapide, le ventre est de nouveau ballonné* et parait un peu douloureux, surtout au niveau du canal inguinal droit, où existe une ancienne hernie volumineuse, mais réductible. Pas de vomissements. La dépression des forces est soudaine, et pendant la journée, *la prostration augmente*. Vers minuit, tout à coup, le malade pousse *des cris stridents, il souffre atrocement de la fosse iliaque droite;* à 4 heures du matin, il est pris d'une *cyanose* rapide et d'une *raideur subite*, il meurt en quelques minutes.

Autopsie. — En ouvrant l'abdomen, une quantité considérable de pus verdâtre s'échappe en même temps que quelques membranes fibrineuses molles, on constate que la suppuration s'est faite en nappe et n'est point collectée autour du cæcum. Celui-ci porte accolé à sa face antérieure, un appendice long d'environ 10 centimètres recouvert de fausses membranes assez adhérentes, d'une part au cæcum, d'autre part à la paroi abdominale antérieure.

L'appendice dilaté présente, à 5 centim. de son extrémité inférieure, *une perforation qui ampute l'organe dans la moitié antérieure de sa circonférence.*

Après ouverture de l'appendice, on peut se rendre compte des dimensions considérables de cette perforation à peu près régulière, arrondie, large de 5 ou 6 millim. dans tous les sens. Au-dessus de la perforation le reste de la muqueuse appendiculaire parait tuméfié, hyperémié; à 2 centim. de son orifice, existe une première ulcération, bientôt suivie d'une seconde, toutes deux petites, arrondies, larges de 2 ou 3 millim.

Enfin, au niveau de la pointe de l'appendice, existe un gros follicule clos, très tuméfié, non ulcéré.

La nature de cette appendicite perforante est fixée par l'état de l'intestin grêle. Il existe, en effet, dans les 80 derniers centim. de l'iléon, 12 ulcères, des plaques de Peyer et des follicules lymphatiques parfaitement caractérisés de la fièvre typhoïde. La plus large de ces ulcérations, très rapprochées de la valvule iléo-cæcale, a la largeur d'une pièce de 2 francs environ; elle apparait lisse, complètement détergée avec des bords légèrement tomenteux.

On trouve, çà et là, des pertes de substance assez anciennes, nettoyées et en voie de cicatrisation.

Il s'agit sans doute d'une réinfection typhoïdique récente, d'une rechute tardive, survenue au décours d'une fièvre typhoïde latente.

La rate, 180 grammes, est diffluente.

L'auteur termine ainsi :

« Nous avons cité cette observation, quoiqu'elle soit une perforation de l'appendice et non de l'intestin grêle. Mais elle nous a paru intéressante, d'abord parce que les perforations de l'appendice au cours de la fièvre typhoïde sont assez rares. De plus, le diagnostic de la fièvre a été hésitant les premiers jours, à cause des oscillations bizarres de la température qui, jointes aux vomissements et à la diarrhée, ont fait plutôt penser à une grippe à forme abdominale.

« Enfin, les symptômes de la perforation eux-mêmes n'ont pas été bien caractéristiques ; le ventre n'a été que peu ballonné, les douleurs assez faibles, sans vomissements, et, en somme, le malade n'allait pas mal lorsque sont survenus subitement le frisson et le collapsus qui l'ont rapidement emporté. »

Obs. 16. — (*Inédite*. Communiquée par M. le Dr Zuber, chef de clinique à l'hôpital des Enfants-Malades.) — A son entrée, le 25 février 1894, l'enfant présente de la courbature, une lassitude générale depuis neuf jours.

Fièvre très élevée : 40° ; insomnie, maux de tête depuis cinq jours.

Diarrhée depuis quatre jours.

Délire, agitation nocturne.

Epistaxis. Toux légère.

Après dix jours environ de cet état, la *température commence à descendre*, l'état général devient meilleur ; mais le 10 mars environ, la *température remonte*, le délire redevient bruyant ; l'adynamie est marquée. L'enfant, *couchée en chien de fusil*, a les *yeux hagards* ; elle *pousse des cris plaintifs*. Le *ventre est aplati*, *l'amaigrissement est extrême*.

Elle meurt le 18 mars, dans un état de collapsus complet.

L'autopsie montre des ulcérations intestinales, surtout localisées au *cæcum* et à l'*appendice*. Cet organe est *noirâtre*, *gangreneux*, *perforé*, *au milieu de pus et de fausses membranes*. *Péritonite purulente de tout le petit bassin*, mais sans matières fécales apparentes. Liquide séro-purulent, avec fausses membranes. Anses intestinales enflammées, adhérentes.

Plus tard, dans la convalescence, *l'appendice peut se perforer encore*. Il s'agit, dans ces cas, suivant M. le professeur Dieulafoy, non plus de perforations appendiculaires, mais d'appendicites banales, dites *para-typhoïdes*, dues à des infections secondaires que favorise l'état du tissu lymphoïde. C'est au moment du diagnostic que nous étudierons cette autre variété de lésions, qui n'intéresse que de loin notre sujet.

D. — Diverticule de Meckel.

La structure du diverticule de Meckel diffère peu de celle de l'intestin. On y retrouve (Phœbus-Hunauld) des follicules clos, et même des plaques de Peyer. Il était donc facile, à priori, de supposer que cet autre appendice pouvait s'enflammer dans la dothiénentérie, et donner lieu à un certain nombre d'accidents.

Blanc, dans sa thèse si consciencieuse sur le *Diverticule de Meckel et ses inflammations*, cite les 2 cas suivants :

Obs. 17. — (Chauffard. *Soc. anatomique*, 1879.) — Sur une enfant de 9 ans, morte de fièvre typhoïde compliquée de diphtérie, on trouve un *diverticule de Meckel*, cylindrique, en doigt de gant, libre et sans adhérences. Mais, à sa partie moyenne, se trouve une plaque de Peyer *très tuméfiée*, mais sans ulcération, comme on l'observe du reste, le plus souvent, chez les enfants.

Obs. 18. — (Galton. *Trans. of the Path. Soc.*, Londres, 1872.) — Enfant de 12 ans, atteint de fièvre typhoïde de moyenne intensité, au 18e jour environ. A l'autopsie de cet enfant, mort de péritonite par perforation, on trouva *deux perforations :* l'une siégeait sur l'intestin, l'autre occupait l'extrémité d'un *diverticule de Meckel* long d'un pouce et demi. La perforation se trouvait au niveau d'une plaque de Peyer.

C'est encore d'un diverticule de Meckel qu'il s'agit, dans l'observation que rapporte L. Dreyfus, interne des hôpitaux, à la séance de la Société anatomique du 28 juillet 1876.

Obs. 19. (*Résumée.*) — « Malade entré à l'hôpital le 12 juillet, avec symptômes typhiques. L'affection suivait son cours quand, *brusquement*, le 18 juillet, le malade se vit beaucoup plus souffrant et se plaignit de douleurs vives dans la fosse iliaque droite. Ballonnement du ventre. Vomissements verdâtres. Pouls à 120. Collapsus s'accentue. Mort dans la nuit du 20.

Autopsie. — Il s'écoule, à l'ouverture de la cavité abdominale, du pus et des matières fécales d'un orifice d'un demi-centim. de diamètre, occupant le sommet d'un diverticulum, long de 7 centim. environ, large de 1 centim. et situé sur la paroi de l'iléon, à 15 centim. environ du cæcum. Ce diverticule ne semble pas renfermer à son intérieur de plaques de Peyer, ni de follicules clos.

« Ouverture ronde, à bords taillés à pic. Plaques de Peyer un peu saillantes, dans le reste de l'intestin. Glandes mésentériques volumineuses. Rate grosse, très ramollie. Congestion des deux bases pulmonaires.

M. Hayem conseille d'étudier la structure de ce diverticulum : « Il se pourrait fort bien qu'il contînt une vaste plaque de Peyer, comme cela se rencontre pour le diverticule normal qui a été appelé appendice iléo-cæcal. »

Dans cette discussion, M. Lépine rapporte qu'un cas de perforation typhique du diverticule de Meckel a été présenté, en 1862, à la *Société anatomique de Londres.*

Nous publions, au nombre de nos observations, *deux cas de perforation du diverticule de Meckel.* L'un de ces cas, paru dans les *Archives générales de Médecine*, appartient à MM. Boinet et Delanglade. Dans l'autre cas, il s'agit d'un enfant de 10 ans que M. le Dr Heurtaux, de Nantes, a opéré avec succès. Ce cas est reproduit plus loin, avec les renseignements que publia l'*Anjou médical*, et les communications personnelles de MM. Heurtaux, Waquet et Duliscouët.

Le *nombre* des perforations intéresse le chirurgien.

Leur multiplicité complique l'intervention, et rend incertains les résultats attendus.

Fort heureusement, la perforation typhique est généralement *unique.* Les statistiques les plus récentes en font foi (Wil. Keen). Cet auteur a trouvé, sur 167 cas qu'il a rassemblés :

La perforation unique dans	138	cas.
2 perforations dans	19	—
3 — —	3	—
4 — —	1	—
Plusieurs perforations dans	4	—
25 ou 30 — —	2	—

Dans notre statistique, nous trouvons seulement 12 fois la perforation double ou multiple, soit à l'intervention, soit à l'autopsie. Dans tous les autres cas, soit 95 fois, la perforation fut unique.

Cette notion est fort encourageante pour la thérapeutique chirurgicale.

La *forme et les dimensions* sont variables; tantôt allongée, tantôt ovalaire, la perforation peut avoir les dimensions d'une fine tête d'épingle ou d'une pièce de 1 franc. Entre ces dimensions extrêmes, toutes les largeurs sont possibles. Les dimensions exagérées peuvent rendre délicate la suture; ce sont là cas exceptionnels, et les *petites perforations* sont surtout rencontrées (voir statistique).

Les dimensions de la perforation varient d'ailleurs suivant le mécanisme, dont nous ne dirons que quelques mots.

Deux procédés sont possibles :

L'*ulcération est progressive*, elle lèse la muqueuse, puis la musculeuse. La séreuse est atteinte ou non, mais, dans les deux cas, le résultat est presque identique; la moindre cause adjuvante fait éclater la séreuse.

La *perforation se produit par la gangrène*. Les artérites et les thromboses de voisinage amènent la nécrose de parties intestinales parfois étendues, les agents microbiens du sphacèle font leur apparition, et c'est dans ces cas, heureusement plus rares, que l'on voit, comme Chomel en rapporte un cas, et Hoffmann plusieurs, un vaste lambeau de tissu sphacélé, et comprenant toutes les tuniques intestinales, pendre dans la cavité péritonéale. Il s'agissait sans doute de gangrène de la paroi dans le cas dont nous fûmes témoin avec M. le Dr Lejars.

L'appendice et le diverticule de Meckel sont plus fréquemment le siège de ce genre de perforations.

Nous ne nous attarderons pas à décrire les lésions bien connues de *réaction péritonéale*. La péritonite typhique est presque toujours le fait d'une perforation, soit intestinale, soit viscérale voisine. La péritonite par propagation peut exister; mais si l'on distrait des statistiques publiées sur son compte, les cas de guérison qui furent peut-être des erreurs, les cas d'appendicite qui nous paraissent évidents, ceux de Thirial entre autres, il reste bien peu de faits à l'actif de cette péritonite. Ramond, dans sa thèse sur la *Fièvre typhoïde expérimentale*, rapporte un cas de *péritonite par propagation*. Laporte, dans sa thèse (Lyon, 1899) en cite quelques-uns, dont la véracité est certaine.

Ce sont le plus ordinairement des propagations à la séreuse, de l'inflammation musculo-muqueuse. Elles se traduisent par quelques douleurs insidieuses et passagères,et le plus souvent rétrocèdent. Quand elles ne cèdent pas, elles peuvent se généraliser, et se confondent alors avec la péritonite par perforation. Leur pronostic devient fatal, et le traitement chirurgical leur serait sans doute applicable.

Quoi qu'il en soit, le péritoine, dans le cas de perforation, n'est généralement pas prêt à localiser l'exsudat.

C'est une péritonite *généralisée suraiguë* qui se déclare brusquement, avec ses lésions bien connues : liquide trouble, grisâtre, sale, fétide, mêlé de matières fécales; quelques fausses membranes sales et visqueuses à la surface de l'intestin.

Dans des cas, très rares du reste, la *péritonite est circonscrite*.

L'épanchement reste alors enkysté, et son avenir est variable. Le gros intestin, par son immobilité, l'appendice et le diverticule de Meckel sont la cause la plus fréquente de ces péritonites; pourtant, elles y sont très rares, et la généralisation est la règle. Elle peut se produire d'ailleurs par l'ouverture de la péritonite enkystée dans la cavité générale, et l'on a de nouveau les lésions anatomiques de la généralisation (obs. Célos). Dans d'autres cas, l'ouverture peut se faire à la paroi abdominale, dans la fosse iliaque, ou dans un viscère voisin. Dans un cas, la vomique lui succéda.

Dans les nos 3, 44, 53 et 56 de notre statistique, il semble bien s'être agi de péritonite enkystée. L'autopsie vint, dans trois de ces cas, démontrer la limitation de la réaction péritonéale.

CHAPITRE III

Symptomatologie.

La perforation intestinale se présente à l'observateur sous des modalités cliniques très différentes. Deux grandes variétés nous paraissent devoir être retenues : dans quelques cas, plus rares qu'on ne le croit et l'écrit d'ordinaire, la perforation *est tout à fait latente ;* rien, dans l'évolution de la maladie, ne vient attirer l'attention sur une complication si menaçante, et la péritonite se généralise et tue le malade, sans que le diagnostic soit posé. C'est dans les formes adynamiques de la dothiénentérie que se produit d'ordinaire une telle latence ; il s'agit d'un sujet très profondément infecté, plongé dans un demi-coma, et chez lequel la rupture intestinale est incapable de produire une réaction générale, de quelque nature qu'elle soit. Mais, encore une fois, ces cas sont tout à fait rares, et c'est à peine si, en compulsant les nombreuses observations que nous avons réunies, cinq ou six faits seulement peuvent être retenus dans notre premier groupe.

Le plus souvent, il n'en est pas ainsi. *La perforation se traduit*, pour le clinicien qui veut bien la rechercher, *par un symptôme évident et qui suffit,* ou d'ordinaire *par quelques symptômes*. Nous tracerons tout d'abord le tableau clinique d'une perforation classique; nous avons retrouvé ce tableau dans un nombre considérable de cas.

Tout à coup, avec ou sans prodromes, une *douleur* subite et violente éclate dans l'abdomen. Elle se produit le plus souvent sans aucune cause déterminante spéciale, mais quelquefois l'ingestion d'un verre de liquide, un effort violent, un accès de toux, un éternuement la provoquent. Le *collapsus* l'accompagne bientôt ; la face, les extrémités sont pâles, froides, couvertes de sueurs visqueuses ; les yeux sont brillants, le visage exprime l'angoisse la plus vive ; le pouls devient fréquent, misérable, à peine sensible. La *température*, dans les premières heures qui suivent l'accident, s'abaisse d'ordinaire au-dessous de la normale ; elle peut y demeurer, et le dénouement fatal est rapide. C'est le *stade de collapsus*.

Plus souvent, *la réaction se produit*, des *frissons* apparaissent suivis d'une élévation thermique d'ordinaire modérée. Les *vomissements*, d'abord alimentaires, puis bilieux, porracés, fécaloïdes quelquefois, se montrent dans les heures consécutives.

Le *facies* devient nettement péritonéal ; les yeux sont brillants, excavés, cerclés de noir ; les traits sont tirés, le visage est grippé.

En même temps la douleur, primitivement localisée, *se généralise à tout l'abdomen* ; la *localisation douloureuse*, qu'on avait pu trouver dès le début à la pression, le *point de Mac Burney* qui pouvait exister primitivement, disparaissent et il ne persiste plus qu'une douleur généralisée, souvent très vive, et telle que la moindre pression arrache des cris au malade.

L'abdomen tout entier est le siège d'une *hyperesthésie* très aiguë ; il se *tympanise* assez rapidement, parfois dans des proportions considérables, mais non d'une façon constante. La diarrhée peut persister ; *le plus souvent*, les selles se suppriment, la *constipation* s'installe, et toute émission de gaz par l'anus peut même cesser à partir du début des accidents ; la *rétention d'urine* l'accompagne.

Les signes physiques se précisent d'ordinaire dans ce *stade de réaction*. Les muscles abdominaux, contracturés, résistent à la main qui cherche à déprimer l'abdomen, la *défense musculaire* est précoce et durable. Le ventre est partout sonore, la *matité hépatique* peut même disparaître, et cette disparition constituer un signe précieux. Ces divers symptômes *s'accusent d'heure en heure*, le ballonnement s'accroît, la paroi abdominale immobile ne se soulève plus sous l'influence de l'inspiration; le diaphragme est refoulé parésié, le *hoquet* survient, la *dyspnée* augmente; la respiration est courte, pénible, haletante; *la voix est cassée*, les extrémités se cyanosent. *La mort* n'est plus qu'une question d'heures; elle survient le second ou le troisième jour, quelquefois avant, rarement après.

Ces derniers symptômes, qui répondent au *stade d'inflammation péritonéale*, peuvent s'accompagner quelquefois de signes qui traduisent l'épanchement; c'est dans le bassin et la fosse iliaque droite que s'accumule tout d'abord le liquide; il faudra le rechercher en ces points; la *matité*, la *fluctuation*, en démontreront la présence. S'il est abondant, il se traduit par des signes plus nets encore : matité au-dessus du pubis, sensation de fluctuation dans la région de l'hypogastre et des fosses iliaques. Il est rare qu'il soit assez abondant et assez mobile pour se traduire par des symptômes aussi nets. Le toucher rectal et vaginal le fait dépister quelquefois.

Tel est le tableau classique; il présente cette netteté dans l'observation suivante, que nous extrayons d'une clinique de M. le Professeur Potain.

Obs. 20. — (Clinique de M. le professeur Potain. *Gazette des Hôpitaux*, 9 juin 1891.) — « Vous vous rappelez cette jeune bonne de 25 ans, d'apparence robuste, entrée le 15 mars à l'hôpital. Sa santé avait toujours été bonne. Elle avait eu la grippe l'an dernier, ses digestions étaient parfois difficiles. Fait plus intéressant, elle était convalescente depuis quinze jours d'une scarlatine, pour laquelle elle avait été soignée sept semaines à l'hôpital Saint-Antoine, quand elle fut prise brusquement d'un frisson violent avec mal de tête extrême et point de côté à gauche. Le mal de tête persista quatre jours après le frisson; elle eut quelques épistaxis. Le cinquième jour, elle entrait à la Charité, ayant pu, malgré sa grande fatigue, venir d'assez loin, à pied, à l'hôpital. Le lendemain de son entrée, sa température n'était que de 38°,3; le facies était normal, sans stupeur; le ventre était souple, non douloureux; il n'y avait pas de diarrhée. Elle toussait, mais sans cracher. Le seul signe un peu net à l'auscultation était l'existence d'une diminution de la sonorité et du murmure vésiculaire au sommet gauche. Cette malade offrait, en somme, un état infectieux assez léger, pour lequel on pouvait discuter trois hypothèses : granulie, grippe, fièvre typhoïde. La granulie était assez facile à éliminer par la localisation des signes stéthoscopiques; l'absence de dépérissement, d'amaigrissement. La grippe paraissait le diagnostic le plus probable, l'absence de gargouillement et de stupeur, le début brusque par un grand frisson, la forme si limitée de la congestion pulmonaire étant rares dans la dothiénentérie. Le 20, apparaissait toutefois dans la fosse iliaque une douleur très nette tant spontanée que réveillée par la pression. Cette douleur abdominale peut certes s'observer dans la grippe, mais elle est plus particulière à la fièvre typhoïde. La température, d'ailleurs, montait graduellement. Elle atteignait le soir 39, puis 40°. Le 21, enfin, on constatait l'existence d'une tache rosée ; il s'agissait donc bien, malgré l'absence de toute stupeur, d'une fièvre typhoïde. J'ajoute que les signes constatés au sommet gauche avaient alors disparu.

« Le diagnostic était à peine établi que la scène pathologique changeait. Le 23, la malade avait *un grand frisson ;* elle éprouvait dans la fosse iliaque *une douleur telle* que la simple pression de la main *lui arrachait des cris.* Le 24, elle avait *des vomissements;* la douleur à la pression était beaucoup atténuée par l'application de ventouses scarifiées; mais la souffrance profonde persistait. La courbe thermométrique devenait *tout à fait irrégulière:* on constatait la présence d'un peu de sang dans les garde-robes. Brusquement, le 29, cet état si inquiétant s'aggravait encore, *les extrémités se refroidissaient,* la *température tombait brusquement de 40°,4 à 39° ;* le pouls n'était plus perceptible qu'au niveau des fémorales qui battaient 160 fois par minute, *le faciès était grippé;* la malade succombait le soir même.

« A l'Autopsie, on constata tout d'abord l'existence d'une péritonite et d'un épanchement stercoral. En décollant l'intestin accolé à la paroi par des dépôts fibrineux, on arriva sur un vaste épanchement stercoro-purulent, remplissant la fosse iliaque droite et ayant remonté le long du côlon ascendant jusqu'à la face supérieure du foie. Cette face supérieure adhérait au diaphragme. En examinant l'intestin on trouva sur le bord concave de l'intestin grêle, à 6 centim. environ au-dessus de la valvule de Bauhin, *une perforation linéaire de 6 millim. de long.* A l'intérieur les plaques de Peyer malades étaient au nombre de 6 seulement, disséminées sur une étendue de 25 cent. Mais si ce nombre était peu considérable, les altérations étaient singulièrement profondes. Toute la paroi de l'intestin se trouvait détruite jusqu'à la séreuse. Le fond était lisse, constitué par le péritoine, au lieu d'avoir cet aspect gaufré qu'il a dans les ulcérations ordinaires à marche lente. La gangrène s'était faite en bloc au lieu de procéder follicules par follicules. Dans les poumons il existait un peu d'emphysème au sommet gauche, de congestion aux bases. La rate était modérément hypertrophiée. Les reins étaient grisâtres, pâles, anémiés, mais sans augmentation de volume; bien que, pendant sa scarlatine, la malade eût eu de l'albumine, les altérations microscopiques étaient minimes et se réduisaient à une simple néphrite catarrhale. »

Un tel concours de symptômes n'est pas la règle, mais il est rare, comme nous le disions au début de ce chapitre, que la perforation ne se traduise par quelques-uns de ces symptômes, ou par un seul qui peut être suffisamment net et expressif.

La valeur de chaque symptôme doit donc être bien connue; nous pensons qu'il est peut-être utile d'insister sur quelques-uns d'entre eux.

Nous estimons que, suivant l'importance, les symptômes peuvent être ainsi classés : douleur, pouls, température, facies, tympanisme, disparition de la matité hépatique, défense musculaire, frissons, vomissements, bruit hydroaérique. Nous négligerons les autres symptômes, soit parce que, comme le hoquet, ils traduisent une péritonite déjà fort avancée, soit parce que, comme la constipation, ils se rencontrent fréquemment dans le cours de typhoïdes normales.

La *douleur* est un bon signe. Pour Barbe, elle ne manque presque jamais. C'est l'impression que nous gardons de la lecture d'un grand nombre d'observations. Elle est souvent *le seul signe*, dans une perforation, latente d'autre part ; dans les trois observations que nous communique notre ami, le Docteur Lesné, nous la rencontrons chaque fois ; dans un cas, elle existe *seule*, à l'état léger, dans la fosse iliaque droite, tous les autres signes font défaut : pas de vomissements, pas de ballonnement, pas de généralisation douloureuse. Elle reste localisée, mais elle existe, et l'autopsie démontre la présence d'une perforation grosse comme un pois au niveau de l'abouchement de l'iléon dans le cæcum.

Son *intensité* est d'ailleurs variable ; très vive dans certains cas, elle peut arracher des cris au malade (observations Sacquépée, Souligoux, Peyrot, *Heurteaux*, *Boinet*, Bazy, *Legueu*).

Dans une observation que nous devons à l'obligeance de M. le Professeur Chantemesse, nous lisons : « La douleur était si vive que, pendant une minute environ, *le malade perdit connaissance*, et *devint blême* ; en même temps se produisait une selle diarrhéique, liquide et jaune. »

D'autres fois, la douleur est *légère ;* elle existe à l'état de *coliques intestinales* qui se produisent, à reprises différentes, dès le début de la perforation.

C'est la forme que prennent souvent les douleurs, à *l'époque de la généralisation ;* l'envahissement du péritoine, produit par les saccades du péristaltisme, donne lieu à des crises douloureuses dont plusieurs observations font mention. Puis, la généralisation est totale, la douleur *existe partout*, le malade souffre spontanément, et la moindre pression lui est insupportable.

Le *pouls* nous semble devoir être d'un grand recours, dans l'établissement du diagnostic. Quand le nombre des pulsations, relativement peu élevé dans la fièvre typhoïde, par rapport à la température, *s'élève brusquement* et *perd de son ampleur*, il faut surveiller le péritoine. Malherbe, dans sa thèse, M. Lereboullet, dans sa communication à l'Académie, ont donné, ce nous semble, au pouls dans la perforation, la valeur qu'il mérite. Quand, de 90 à 110, pouls habituel dans la dothiénentérie, on le voit s'élever à 120, 130, 140, il faut penser qu'il se passe peut-être quelque chose du côté du péritoine. Dans les observations où le pouls a été compté, sa *fréquence* et sa *dépression* sont le plus généralement constatées. Le nombre des pulsations, variable avec chaque individu, doit donc être établi dès le début de l'affection, et toute modification, soit dans le nombre, soit dans l'ampleur, doit faire réserver le pronostic.

La *température* a donné lieu à des interprétations diverses.

Tandis que le M. le Professeur Dieulafoy conclut à la fréquence plus grande de l'*hypothermie* au début de la perforation, M. Lereboullet pense qu'il y a le plus souvent *hyperthermie.* Nous avons profité de l'occasion qui réunissait entre nos mains un certain nombre d'observations, pour examiner la courbe thermique.

Dillay, dans sa thèse, rapporte un certain nombre de cas, où l'hypothermie est la règle. Dans deux cas de M. Chantemesse, la même chute de température est constatée. Dans un cas de

M. le Docteur Le Gendre, elle eut lieu, en lyzis, suivant une modalité intéressante à rapporter. (Voir le tracé ci-dessous.)

Dans la thèse de Barbe, nous trouvons *une proportion à peu près égale* d'hypothermies et d'hyperthermies. Cette proportion est la même dans les cas de Garcin, où quatre perforations à hypothermie peuvent être opposées à quatre autres avec hyperthermie. M. Lereboullet rapporte, dans sa communication, l'avis favorable de plusieurs auteurs sur l'élévation thermique, et

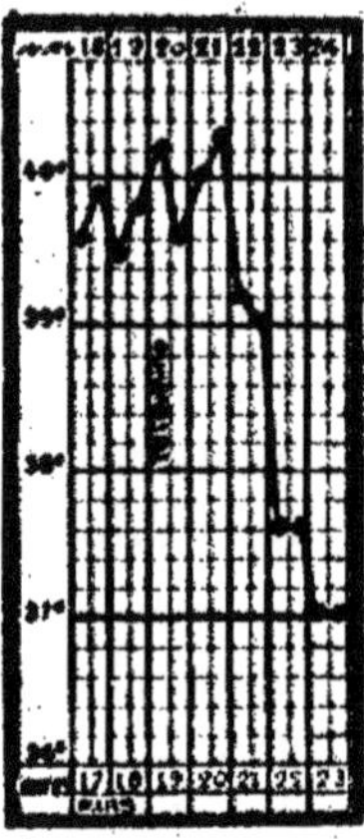

apporte des faits concluants : l'hyperthermie ne peut être niée, elle existe encore dans le cas de M. Monod, dans plusieurs observations de Carville, dans la perforation rapportée par MM. Huchard et Guéniot, et que nous reproduisons d'autre part.

Enfin, la température *n'a pas subi de modifications appréciables* dans quelques-unes de nos observations ; dans les deux cas de M. Boinet, la température ne fut d'aucun secours dans l'établissement du diagnostic, il en fut de même dans l'observation de MM. Fernet et Bazy.

La conclusion nous paraît être la suivante : *il y a d'ordinaire, au moment de la perforation, une modification thermique, dans un sens ou dans l'autre. L'hypothermie est plus fréquente, mais l'hyperthermie se rencontre souvent. Dans quelques cas enfin, la température ne se modifie pas.*

C'est donc un signe incertain, susceptible d'induire en erreur ; dans l'une des observations de M. Souligoux, les médecins attendaient l'apparition de l'hypothermie pour conclure à la perforation. L'hypothermie ne se produisit pas, la péritonite s'accentua, et la malade, opérée tardivement, ne put bénéficier des avantages de l'intervention. A cette hypothermie, succède d'ordinaire une *élévation progressive* de la température ; mais, là encore, rien de fixe : l'élévation peut être *brusque*, ou l'hypothermie s'installer jusqu'à la fin.

Le *facies* nous semble avoir une grande valeur, surtout pour le clinicien qui a suivi l'évolution de la maladie jour par jour, et qui surprend, à un moment donné, une modification du facies chez son malade ; qu'il se joigne à cette modification, une douleur, même légère de l'abdomen, une accélération même modérée du pouls, et le diagnostic sera possible.

Le *tympanisme abdominal* est un bon signe, il manque rarement, il est aisément constatable.

L'issue des matières et des gaz peut refouler le foie, et faire *disparaître en partie la matité hépatique.* Cette disparition, sur laquelle insiste Morin, et que n'admet pas Barbe, a été constatée pourtant dans plusieurs observations. Garcin la signale dans sa thèse et nous l'avons constatée, nous-même, des plus nettes chez le malade opéré dans le service de M. le professeur Chantemesse. Il convient donc de rechercher ce signe, et de lui attribuer, quand on le rencontre, toute la valeur qu'il nous semble mériter.

La *défense musculaire* est précoce, elle manque rarement, et constitue l'un des meilleurs signes. M. Boinet l'a rencontrée dans ses deux cas, elle est signalée dans les observations que nous rapportons. Localisée d'abord à la région où siège la perforation, elle se généralise de bonne heure à tous les muscles abdominaux

Louis attache à la présence de *frissons* une importance considérable ; nous avons trouvé ce signe quelquefois ; il nous a paru manquer souvent : « Le malade, dit Louis, se cache sous ses couvertures ; il frissonne, il est animé d'un tremblement continu. »

Les *vomissements* ne sont pas d'ordinaire un signe du début. Ils n'apparaissent que consécutivement, c'est-à-dire déjà trop tard. Ils peuvent être alimentaires, bilieux, assez souvent fécaloïdes. Leur apparition indique une réaction péritonéale déjà vive.

Le *bruit hydroaérique* a été signalé pour la première fois par Levaschoff (de Kazan). L'auteur a constaté, dans un cas de perforation typhique, un bruit hydroaérique se produisant pendant les inspirations forcées, et dû au passage des gaz dans l'intérieur du péritoine par la fistule intestinale. Grâce à ce signe, il fut possible à Levaschoff d'affirmer le diagnostic de perforation, et d'en préciser le siège. Nous ne rappelons ce symptôme que par l'intérêt de curiosité qu'il présente, car nous ne le trouvons signalé dans aucune de nos observations.

Les stades de *collapsus* et de *réaction* se rencontrent à la fois dans les péritonites localisées ou généralisées; mais, la participation du péritoine étant limitée dans le premier cas par les adhérences préalables, l'évolution de l'affection devient différente.

Le plus souvent, après des phénomènes de douleur vive, de nausées, de modification du facies, l'accalmie se produit, l'enkystement s'effectue d'une façon lente, et le malade peut pendant quelque temps n'en être pas autrement affecté. Témoin ce cas, dont nous parle M. Boinet, dans lequel un tambour, pris au champ de manœuvres de douleurs abdominales des plus vives, succombe le soir même, présentant à l'autopsie une *péritonite enkystée*, volumineuse, dont il était porteur depuis quelque temps, et qui s'était généralisée sans doute le matin même. Les lésions des plaques de Peyer affirmaient le diagnostic de *typhus ambulatoire*.

La péritonite enkystée, non traitée, évolue d'ordinaire dans ce sens. Quelques faits ont été rapportés d'ouvertures de l'abcès aux parois abdominales, ou dans un viscère voisin; cette terminaison est rare, et la généralisation d'une péritonite primitivement enkystée est la règle; les choses se passèrent ainsi dans l'observation Célos.

Nous signalerons, pour terminer ce chapitre, la perforation

d'un diagnostic délicat, à forme d'*occlusion intestinale*. Elle se traduit par un ballonnement considérable de l'abdomen, une absence d'évacuation des matières et des gaz ; on pense à de l'occlusion, et l'on trouve une perforation (Thèse Dillay. Cliniques de Potain).

La coexistence de l'*hémorrhagie et de la perforation* peut se traduire par quelques signes un peu spéciaux ; si l'hémorrhagie a été grave et s'est accompagnée d'un abaissement thermique accentué, la perforation ne produit guère un nouveau collapsus : *la température reste élevée, la latence de la perforation est absolue, l'hémorrhagie prime la scène*. L'évolution des accidents nous a paru *plus rapide* encore que dans les cas de perforation seule. En vingt-quatre heures, douze heures quelquefois, la terminaison fatale est atteinte. L'autopsie vient révéler la perforation et l'on trouve, à côté de matières fécales et de pus, dans la cavité péritonéale *une certaine quantité de sang*, comme dans l'observation que nous rapportons ici. On verra dans la seconde observation la latence des accidents jusqu'à la période extrême.

Obs. 21. (Communiquée par notre collègue, Paris, interne à l'hôpital Tenon. Service de M. le Dr Launois.) — La malade, à Paris depuis trois ans, n'a jamais fait de maladie jusqu'à ce jour. Elle est domestique dans le quartier des Halles, et avait une place fatigante. L'affection *remonte à 15 jours*. A cette époque, la malade a été prise de courbature générale, avec fièvre ; elle est forcée de s'aliter. Son état n'a fait que s'aggraver depuis lors.

Actuellement, elle présente un aspect typhique accentué ; elle est très abattue ; lèvres fuligineuses, langue pâteuse, saburrale. Un mal de gorge qui dure encore, a marqué le début de la maladie. Constipation, douleurs légères, diffuses dans l'abdomen.

La malade est enceinte de trois mois (suspension des règles, gonflement des seins, apparition de colostrum à la pression, utérus remontant à trois travers de doigt au-dessous de l'ombilic.

Quelques taches rosées lenticulaires peu nettes. Pas de gargouillement dans la fosse iliaque. Rate grosse.

Pouls vibrant, dicrote.

23-24 *mai*. L'état typhique se maintient, le diagnostic s'affirme : température = 40°.

Le 25. A 3 heures de l'après-midi, *melæna* rouge, peu abondant, qui s'arrête assez vite. A 7 heures du soir, état général assez bon. Pouls satisfaisant. *Quelques douleurs dans la fosse iliaque droite.*

A 9 heures, nouveau melæna très abondant ; *il est suivi d'hypothermie,* et le pouls *devient filiforme, incomptable.* Ballonnement modéré du ventre. Perte de connaissance, mort vers dix heures.

AUTOPSIE. — Présence, au niveau de la fosse iliaque droite et dans le petit bassin, *d'un épanchement de sang non enkysté, d'environ 500 grammes.* Intestin grêle très météorisé. Les 40 derniers centimètres de l'iléon, le cæcum, le côlon ascendant et le transverse sont distendus par du sang. A 10 centim. de la valvule iléo-cæcale, au niveau du bord libre, on trouve une ulcération circulaire, de 1 centim. de diamètre environ, et dont le fond présente une perforation de 4 à 5 millim.

OBS. 22. — *Fièvre typhoïde. Alcoolisme. Hémorrhagies intestinales. Perforation. Mort.* (Thèse LOWRY.) — Fran... Jules, 27 ans, tripier, entré à la Charité, service du Dr Hardy, salle Saint-Charles, n° 21, le 18 févr. 1884.

Il habite Paris depuis 7 ans, n'a jamais eu la fièvre typhoïde ni aucune autre maladie. Présente des signes certains d'alcoolisme. Cet homme dit éprouver depuis quinze jours de la céphalalgie, de l'inappétence, il accuse avoir une diarrhée assez intense. Il y a huit jours, c'est-à-dire au septième à partir du début des accidents, il a commencé à tousser, puis la céphalalgie est devenue plus intense et il a été pris de sueurs copieuses qui persistent encore lors de son entrée.

Lors de l'entrée du malade dans les salles, la face est rouge, vultueuse, couverte de sueurs, les lèvres sont animées de tremblement fibrillaire lorsque le malade veut parler, les mains présentent un tremblement petit, régulier.

La langue est tremblante, sèche, rouge sur les bords.

Le ventre est un peu ballonné, douloureux à la pression au niveau de la fosse iliaque droite. Le malade accuse une diarrhée abondante et les selles de la première nuit qu'il passe dans la salle sont liquides, copieuses et constituées presque uniquement de sang pur.

La rate est un peu douloureuse à la pression, et légèrement augmentée de volume.

Il existe une toux continuelle, sèche, quinteuse, très fréquente et pénible, qui amène au dehors des crachats liquides mousseux aérés à la surface.

Les poumons sont remplis de râles sibilants et sous-crépitants aux deux bases.

Le cœur ne laisse percevoir rien d'anomal. Les urines contiennent une grande quantité d'albumine, puis un fort excès d'acide urique et de l'indican. T.M. 40°. S. 40° 8. P. 100.

Traitement. — Potion; extrait de ratanhia, 1gr.50. Lavements matin et soir avec XII gouttes de perchlorure de fer. Ventouses sèches sur la poitrine.

20 février. Les selles contiennent encore du sang ; les symptômes que pré. sentait le malade la veille n'ont subi aucun amendement.

Le 21. Les selles sont noires, mais il semble que cette coloration soit due au perchlorure de fer, bien plutôt qu'à la présence du sang ; néanmoins on continue les lavements au perchlorure de fer et la potion à l'extrait de ratanhia.

Le 22. Râles sibilants nombreux dans toute la poitrine. Il existe quelques râles sous-crépitants aux bases. Le malade est anhélant et sa face est couverte de sueurs profuses. Le pouls, ce jour-là, augmente de fréquence ; il bat 120 fois à la minute, à la visite du matin.

Le 23. Même état : T. matin, 41°,2 ; soir, 40°,6 ; P. 124.

24. Le malade présente, à la visite du matin, *un notable ballonnement du ventre, la pression de l'abdomen est douloureuse ;* il existe *une dyspnée extrême ;* le malade meurt à 1 heure, sans addition de phénomènes nouveaux.

Autopsie. — L'intestin dans la dernière portion est le siège de deux perforations : l'une petite, du diamètre d'une lentille ; l'autre plus volumineuse, de la largeur d'une pièce de 50 cent. Tout au pourtour de ces perforations il existe une péritonite assez intense et qui fait adhérer entre elles les anses intestinales : celles-ci sont dilatées, rougeâtres. L'intestin ouvert laisse percevoir des altérations peu nombreuses, mais très avancées, de fièvre typhoïde : il existe deux plaques saillantes sur la partie culminante desquelles il existe une ulcération profonde. Sur l'une d'elles, on observe un caillot qui correspond à l'orifice d'un vaisseau ouvert. En un autre point, une ulcération a atteint la séreuse et la menace de perforation. Enfin, on constate les deux perforations aperçues par la face externe ; elles ont leur grand diamètre selon l'axe de l'intestin et, en vertu de la rétraction inégale des tuniques intestinales, elles offrent une grande ouverture du côté de la muqueuse ; la portion d'ulcère qui répond au péritoine est plus rétrécie.

L'estomac présente des points congestifs intenses.

La rate est grosse, diffluente.

Le foie, gros, est blanc et graisseux.

Les reins sont augmentés de volume ; leur capsule est peu adhérente ; leur substance est blanche, décolorée.

Les poumons sont le siège de lésions évidentes de congestion, surtout aux bases.

L'aorte contient 4 ou 5 petites plaques athéromateuses.

Le cœur est gros, notablement hypertrophié ; cependant son tissu est plutôt mou, facile à déchirer.

Les centres nerveux ne présentent aucune altération.

CHAPITRE IV

Diagnostic.

Deux cas peuvent se présenter dans la pratique : *la fièvre typhoïde est méconnue*, ou *elle est connue*.

I. — Dans le premier groupe de faits, il s'agit d'un malade pris brusquement de douleurs abdominales et de phénomènes généraux graves d'emblée : le pouls, le facies traduisent l'état de souffrance et de collapsus ; les commémoratifs peuvent manquer, c'est le cas ordinaire à l'hôpital ; ou bien il peut s'agir d'un enfant, incapable de renseigner sur ses antécédents morbides. Le diagnostic, pour devenir exact et complet, devra passer par des phases successives : la péritonite d'abord, la perforation, puis son siège intestinal devront être successivement reconnus.

La *hernie étranglée* se traduira par la douleur localisée et la tumeur herniaire ; la recherche des divers orifices s'impose de prime abord dans tous les cas de ce genre.

L'*occlusion intestinale* sera d'un diagnostic parfois plus malaisé ; nous avons même constaté, en étudiant les formes symptomatiques de la perforation, qu'il pouvait exister un syndrome analogue à l'occlusion ; on conçoit la difficulté de pareils cas, rares d'ailleurs. L'absence totale d'évacuation de gaz et de matières appartient surtout à l'occlusion ; l'abdomen est plus ballonné, les anses se dessinent mieux.

Il s'agit donc d'une péritonite : la péritonite à pneumocoques peut revêtir cette modalité ; la présence de commémoratifs, la brusquerie moindre du début, l'âge du sujet pourront conduire au diagnostic. Quelques cas ont été signalés pourtant, où la péritonite par pneumocoques revêtit toutes les allures d'une péritonite foudroyante, d'une péritonite par perforation.

La *colique appendiculaire* ne se traduit pas par un état général aussi grave : la douleur est nette au point de Mac Burney, les commémoratifs viennent éclairer le diagnostic.

Il ne suffit pas d'aboutir au diagnostic de perforation ; on doit, autant que possible, pousser plus loin l'investigation et rechercher la cause de cette perforation.

L'*appendicite perforante* n'est pas rare ; sa brusquerie d'allures est la même. L'interrogatoire du malade peut fournir de précieux renseignements sur des attaques appendiculaires antérieures, suivies ou non d'accidents suppuratifs. Quelquefois, pourtant, la perforation se produit dès la première attaque ; le diagnostic peut devenir très ardu : la localisation de Mac Burney disparaît de bonne heure, et d'autant plus vite que la généralisation péritonéale est plus accentuée. Nous pensons avec M. le Dr Guinard que, même après l'intervention, des perforations appendiculaires typhiques sont méconnues dans leur origine, et prises pour des appendicites banales ; nous avons la conviction qu'*un séro-diagnostic* fait de parti pris dans les cas de perforation de l'appendice révélerait plus d'une fois l'infection éberthienne.

La douleur épigastrique en coup de poignard, les antécédents gastriques du malade accompagnent la *perforation de l'estomac ; la cholécystite perforante* présente une douleur vive dans la région hépatique ; une tuméfaction plus ou moins arrondie a pu précéder la rupture. On conçoit que, quand il s'agit d'une perforation du duodénum ou du côlon dans la portion hépatique, le diagnostic puisse devenir véritablement impossible.

Nous n'insisterons pas sur les *perforations vésicale* et *utérine* qui ont des signes plus particuliers, et des antécédents plus marqués.

L'intestin est donc en cause ; la perforation d'*origine tuberculeuse* est rare. Oppenheim et Laubry, dans les *Archives géné-*

rales de médecine (juin 1899), lui ont assigné deux types cliniques différents ; le diagnostic est relativement facile, quand il s'agit de ce groupe de faits où un tuberculeux avéré, à lésions pulmonaires et intestinales avancées, présente, dans le cours de ces lésions, un météorisme même léger, des douleurs même vagues et diffuses, des vomissements et du collapsus. Impossible, au contraire, est dans la majorité des cas le diagnostic de la forme brusque de perforation chez un tuberculeux au début. La notion de bronchites antérieures ou d'une diarrhée longue et rebelle attirera quelquefois l'attention du clinicien, le conduira à l'auscultation du sujet, et la perception de signes pulmonaires anormaux pourra faire soupçonner le diagnostic. Le plus souvent la cause sera méconnue.

Après avoir éliminé ces diverses causes, auxquelles nous ajouterons encore l'*urémie*, susceptible bien rarement d'amener de semblables accidents, nous devrons songer au *typhus ambulatoire*. L'abdomen sera examiné, les taches rosées recherchées, la congestion des bases dépistée, les antécédents minutieusement fouillés; la courbature, la lassitude générale, la céphalalgie tenace seront de solides appoints. Enfin, ce diagnostic pourra rester méconnu jusqu'à l'intervention : il n'y aura que demi-mal, puisque, dans tous les cas que nous venons d'énumérer, une intervention précoce s'impose toujours.

II. — *Le plus ordinairement, les choses se passent d'autre façon*; c'est dans l'évolution d'une fièvre typhoïde connue, pour laquelle le malade est traité depuis deux ou trois semaines, que l'accident éclate plus ou moins brusquement.

Dans certains cas, l'hésitation n'est pas permise, le tableau est classique, tous les signes sont réunis. Il faut intervenir aussitôt.

Le plus souvent, il n'en est pas ainsi ; quelques symptômes seulement sont apparents, parfois même un seul. L'écueil, dans le diagnostic de la perforation typhique, nous paraît être précisément de vouloir trouver réunis chez le sujet la totalité des symptômes, ce qui existe bien rarement.

La valeur de chaque symptôme doit donc être bien connue ; nous avons insisté sur ce point au chapitre de la symptomatologie.

A côté de l'erreur qui consiste à méconnaître la valeur d'un symptôme, il existe une erreur inverse qui attribue à certains symptômes une valeur trop considérable. Les modifications de la température et du pouls, le météorisme, les vomissements, la douleur abdominale peuvent reconnaître d'autres causes que la perforation ; tous ces signes sont susceptibles d'être rencontrés au cours de la dothiénenterie. Il est donc important de savoir dans quelles conditions ils se présentent et avec quelles modalités cliniques.

L'*hyperthermie* peut accompagner la perforation.

Mais elle apparaît, dans la fièvre typhoïde, à l'occasion de la *rechute*, de l'*appendicite para-typhoïde*, et des *complications suppuratives de la convalescence*.

La température ne s'élève pas d'emblée dans *la rechute ;* elle s'élève graduellement, elle s'accompagne du retour des symptômes de l'infection (diarrhée, céphalalgie, taches rosées). C'est la méconnaissance de cette évolution qui fit errer le diagnostic dans l'observation suivante :

Obs. 23. — *Perforation intestinale au déclin d'une fièvre typhoïde. Indécision du chirurgien. Péritonite diffuse. Mort.* (Par MM. Huchard et Guéniot, *Bulletin de la Société anatomique*, avril 1899.) — Mme Th..., 34 ans, ménagère, entre à l'hôpital Necker le 11 avril 1899, dans le service de M. Huchard, salle Delpech.

Il y a douze jours, le 31 mars, elle fut prise de frissons, de courbature, de céphalalgie, d'insomnie et de rêvasseries. Elle eut de la diarrhée, des selles fréquentes, mais peu de douleurs abdominales ; avec cela anorexie complète, bouche et langue sèches, soif continue.

A son entrée à l'hôpital, les phénomènes précédents persistent. On constate sur l'abdomen quelques taches rosées lenticulaires, papuleuses, s'effaçant à la pression et gargouillement dans la fosse iliaque droite. La fièvre est modérée : 38°,8.

On diagnostique une fièvre typhoïde et on prescrit le traitement habituel ; en particulier, un bain froid chaque fois que la température, prise régulièrement toutes les trois heures, dépassera 39°.

Ce n'est que le 13 au soir que la température venant à dépasser 39°, on commence les bains froids. Elle en prend deux dans la soirée, à 9 heures et à minuit.

Le 14, la température reste au-dessus de 39°, on administre un bain froid toutes les trois heures, soit huit dans les vingt-quatre heures.

Un bain est encore donné à 3 heures du matin le 15, puis la température descend et se maintient entre 38° et 39°, la malade ne reçoit plus de bains de toute la journée, non plus que les journées suivantes où la température dans les matinées du 17 et du 18 s'abaisse jusqu'à 37°,4.

La malade *se trouvait donc en pleine défervescence* lorsque *subitement dans la nuit du 18 au 19* elle est prise d'une douleur violente au niveau de la fosse iliaque droite. Une vessie de glace est appliquée sur cette région.

En même temps *la température s'élève à 38°7 le 19 au matin*, le pouls est petit. La malade a uriné extrêmement peu.

En présence de cette douleur *survenue brusquement et nettement localisée en un point de l'abdomen* avec *élévation de la température* à un moment où la malade était en amélioration notable, nous faisons le diagnostic *de perforation intestinale, peut-être appendiculaire, et cela malgré l'absence d'hypothermie*. Un chirurgien est aussitôt appelé et consulté, il constate la douleur et la réaction musculaire à la palpation nettement localisées à la fosse iliaque droite, et déclare qu'il se passe évidemment quelque chose du côté de cette fosse iliaque, mais il ne se décide pas à une interventior, ne trouvant pas d'indication assez précise, il conseille l'expectative avec surveillance, prêt à intervenir au besoin, la continuation de l'application de glace sur la région douloureuse, avec administratration d'opium à l'intérieur, ce qui est exécuté.

Le soir, la température est toujours élevée, 38°,6; le pouls est petit et fréquent, 117.

Le lendemain, 20 avril, la température *s'est élevée* et atteint 39°,2, le pouls toujours petit, augmenté de fréquence, il est à 124. *La douleur n'est plus localisée comme la veille, mais s'est diffusée à tout l'abdomen* dont la position est douloureuse aussi bien à gauche qu'à droite. On constate un léger ballonnement du ventre, et la malade a eu quelques vomissements peu abondants. Elle a rendu des gaz par l'anus. Elle continue à uriner extrêmement peu, ses urines sont légèrement albumineuses. Le chirurgien rappelé ne se décide encore pas à une intervention et prononce *le diagnostic de rechute de fièvre typhoïde*. Il conseille une injection de sérum artificiel. Celle-ci est faite dans l'après-midi ; on injecte 500 grammes de sérum artificiel en deux piqûres sous-cutanées, 250 grammes à chaque cuisse. L'état de la malade a encore empiré depuis le matin. T. 40°, pouls 148. Le pronostic paraît désormais fatal.

Le 21, il ne reste plus aucun espoir, la température tombe bien à 38° le matin, à 37°,7 le soir, mais le pouls est toujours très mauvais (142 le matin), l'état de la malade est déplorable, son facies s'est profondément altéré et la terminaison fatale n'est manifestement plus qu'une question d'heures. La malade succombe enfin dans la nuit du 21 au 22, à 3 heures du matin.

Autopsie. — L'autopsie est pratiquée le 23 avril au matin.

A l'ouverture de l'abdomen, on ne constate pas sur le péritoine d'exsudats membraneux ni d'adhérences, ni même de dépoli de la séreuse, mais par places sur le péritoine pariétal et le péritoine viscéral, des vaisseaux injectés, congestionnés. La cavité abdominale contient une certaine quantité de liquide louche, séro purulent. Dans la fosse iliaque droite, autour du cæcum, il y a du liquide franchement purulent.

L'intestin étant enlevé et ouvert, on y trouve des lésions localisées aux 80 ou 90 derniers centimètres de l'intestin grêle, il y a là 12 ulcérations de plaques de Peyer de dimensions variées, 4 d'entre elles sont assez étendues mesurant plusieurs centimètres de longueur et de largeur. L'une de ces grandes ulcérations, située à une dizaine de centimètres de la valvule iléo-cæcale, *présente une perforation légèrement oblongue d'un diamètre un peu moindre qu'une lentille.*

Aux environs de cette perforation qui est unique, la surface péritonéale de l'intestin présente quelques petits exsudats membraneux fibrino-purulents qui n'adhèrent pas et se laissent très facilement détacher.

Rien à noter dans le gros intestin, cæcum et côlons. L'appendice cæcal est sain *à part une ulcération* analogue à celles des plaques de Peyer, allongée perpendiculairement à son axe et presque annulaire, qui siège à son origine presque immédiatement au-dessous de son abouchement au cæcum.

L'appendicite para-typhoïde a été magistralement décrite par M. le Professeur Dieulafoy. Dans le cours de la convalescence, alors que la fièvre n'existe plus depuis six ou huit jours environ, la température s'élève brusquement, une douleur vive se déclare dans la fosse iliaque droite, des vomissements surviennent, le ventre se ballonne. L'affection rétrocède ou bien l'abcès péricæcal se forme, ou enfin c'est la péritonite généralisée d'emblée, plus ou moins septique, avec toutes ses conséquences. Aux observations rapportées par M. Dieulafoy, nous pouvons ajouter celles-ci, où il s'est agi, ce nous semble, d'une telle complication :

Obs. 24. — *Fièvre typhoïde.* — *Appendicite.* (Communiquée par notre collègue Esmonet, interne à l'hôpital Tenon.) — Mois .., 19 ans.

Est soigné dans le service de M. le Dr Le Gendre, pour une fièvre typhoïde contractée dans la convalescence d'une pneumonie.

A partir du 28 avril, la température monte régulièrement.

Hypertrophie de la rate, taches rosées bien nettes, mais peu abondantes. Le séro-diagnostic, négatif le 9e jour, n'a pas été renouvelé. La diarrhée s'installe, et le diagnostic ne saurait faire de doutes.

La température redescend à 37° vers le 16 mai, c'est-à-dire le huitième jour de la maladie, et oscille aux environs de 37° jusqu'au 31 mai.

Le malade ne prend que du lait et du bouillon pendant les cinq jours qui suivent sa défervescence (du 16 au 21 mai).

A partir de cette date, un peu de pulpe de viande (50 grammes environ), et deux jaunes d'œufs délayés dans le lait ou le bouillon.

Le 29 mai, il est pris subitement dans l'après-midi, vers 2 heures, d'une vive douleur dans la fosse iliaque ; avec maximum spontanément et à la pression, au point de Mac Burney ; défense musculaire très accusée ; constipation opiniâtre. Rend des gaz ; pas de vomissements.

En même temps, la température du soir *monte à 38°,6*. Glace sur le ventre, 0,10 centigr. d'extrait thébaïque. Diète absolue.

Le 30 mai, temp. 37° le matin ; le soir 37°,2 ; persistance des phénomènes locaux. Une selle peu abondante, mais liquide, le soir

Pouls à 106.

Le 31. Temp. le matin 37°,2 ; le soir 37°. Pouls 112.

Mêmes symptômes, avec diminution de la douleur au point de Mac Burney, et disparition de la défense musculaire.

Même médication. Un litre de liquide, un verre de lait.

Les jours suivants, l'état général va s'améliorant, les symptômes locaux s'atténuent progressivement ; le lait est successivement porté à un demi-litre, puis un litre.

Suppression de l'extrait thébaïque le 4e jour.

Le pouls décroît progressivement, et retombe à 84 pulsations environ, comme avant la poussée appendiculaire.

Le 10 juin. Le malade est remis au régime alimentaire (œufs, pulpe de viande, etc.).

Obs. 25. — (Due à l'obligeance de M. le Dr Zuber, chef de clinique du service de M. le professeur Grancher.) — L'enfant est amené à l'hôpital au huitième jour d'une fièvre typhoïde ayant débuté le 11 mars par des maux de tête violents et une lassitude générale. La température oscille, du 11 au 19, entre 39°,5 et 40°. Plusieurs épistaxis, constipation.

La lassitude générale dont se plaignait le malade, les premiers jours, a évolué vers un état d'abattement très marqué, et depuis deux jours il est dans un état de stupeur complète. Ses camarades qui viennent le voir sont frappés de cet anéantissement chez un garçon, intelligent d'ailleurs.

A son entrée, le 19 mars, il est indifférent à tout, se plaint sans cesse, et ne répond pas aux questions qu'on lui pose. Le regard est vague et fatigué ; la face est grimaçante, les sourcils froncés. Aspect méningitique.

Diarrhée assez abondante. Ventre non ballonné. On ne constate pas nettement la présence de taches rosées.

Gargouillement dans la fosse iliaque droite.

Cœur normal. Pouls à 112, légèrement dicrote.

Température à 39°,1.

Traitement : quinine et bains froids.

Le 21. Même état. *Séro-diagnostic positif.*

Le 23. Même état. Température à 37°,8.

Le 25. La température se maintient à 38°,2 et 38°,5.

Le 26. État général un peu meilleur, enfant plus éveillé, mais selle brunâtre. Glace sur le ventre. Ergotine. Suppression des bains.

Le 27. Encore une selle brunâtre ; quelques taches de sang sur le linge Pouls irrégulier, dépressible.

Le 29. Pas de selles depuis deux jours. On donne un lavement.

Le 30. Chute de la température à 37°,2.

1 avril. La température est redescendue à 37° ce matin ; il n'y a plus de fièvre depuis quelques jours, mais l'enfant reste maussade, et son amélioration n'est pas complète. L'amaigrissement est très prononcé.

Le 6. Le malade est toujours prostré ; sa température est au-dessus de la

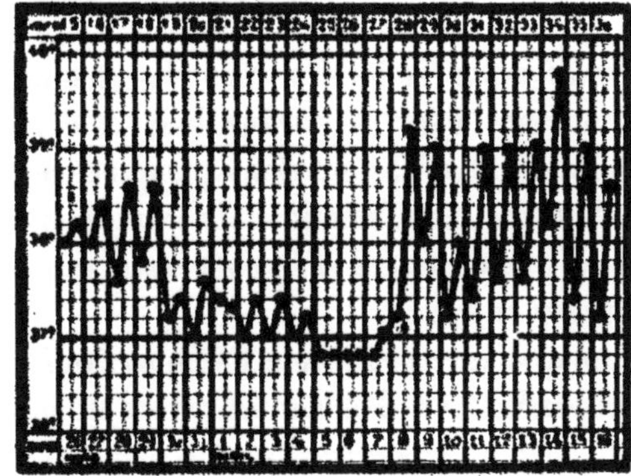

normale. On lui fait 60 gr. de sérum artificiel. *L'alimentation est commencée.*

Le 9. La température *remonte brusquement à* 39°,2. Le malade n'accuse aucune douleur fixe, il se plaint d'une façon continue. Enveloppements mouillés.

Le 10. La fièvre retombe. On ne sait à quoi attribuer ces modifications thermiques.

Le 12. La température, remontée à 39° hier soir, est retombée ce matin à 37°,6. Le malade a des vomissements verdâtres ; son facies s'altère. La diarrhée est abondante. Le ventre est douloureux et tendu.

Du 13 au 16, la température reste élevée, les phénomènes péritonéaux s'accusent de plus en plus ; l'état cachectique du malade est tel qu'on n'agite même pas la question de l'intervention chirurgicale.

Mort le 16 avril.

AUTOPSIE. — Péritonite généralisée ; les anses intestinales sont agglutinées par un exsudat. La *perforation* siège au niveau de l'*appendice iléo-cæcal* qui, vers son milieu, présente une perte de substance s'étendant jusqu'au niveau de l'insertion de son méso.

Après avoir coupé l'intestin, nous avons constaté au niveau de la partie terminale de l'intestin grêle, sur le cæcum et sur le côlon, des *ulcérations typhiques très étendues*.

Cœur mou, jaunâtre. Rien d'important dans les autres viscères.

Les complications suppuratives diverses peuvent s'accompagner de frissons et d'hyperthermie ; dans ce cas, la température est susceptible de s'élever rapidement ; mais l'examen détaillé du malade, qui s'impose toujours à la moindre oscillation thermique de la convalescence, fera souvent reconnaître la cause de ces symptômes.

L'hypothermie nous retiendra plus longtemps. C'est elle qui apparaît surtout dans la perforation, et cet abaissement subit est véritablement saisissant dans quelques cas. Mais il peut exister dans d'autres manifestations de la dothiénentérie, et ce sont *ces causes productrices d'hypothermie* que nous voulons rapidement passer en revue.

La chute manque rarement dans l'*hémorrhagie intestinale*. Nous avons cependant vu des hémorrhagies si graves qu'elles ont entraîné la mort, ne pas produire, chez un vieillard traité sans le service de M. Le Gendre, le moindre abaissement thermique.

Si l'hémorrhagie est externe ou mixte, l'hypothermie est vite expliquée, mais quelquefois, l'évacuation sanguine ne se produit que consécutivement et le diagnostic reste hésitant.

Wunderlich, Griesinger, Carville dans sa thèse sur la *Température dans la fièvre typhoïde*, admettent que la température, après un abaissement primitif plus ou moins accentué, s'élève rapidement dans le cours des 24 heures suivantes. M. le Professeur Dieulafoy exprime la même opinion. Nous avons eu, entre les mains, au cours de notre travail, un certain nombre d'observations d'hémorrhagies intestinales ; cette marche de la température nous a semblé presque toujours la règle. Il y a, dans cette évolution, *une fixité bien plus grande*, bien plus nette, que dans la perforation, où les oscillations thermiques sont si peu régulières. La coexistence d'une perforation vient seule troubler quelquefois la netteté de cette marche. Tout ceci s'explique aisément, ce nous semble, si l'on considère que l'hémorrhagie est avant tout un phénomène mécanique, tandis qu'il entre, dans l'étiologie de la perforation, des inconnues nombreuses sous la forme d'agents infectieux, vis-à-vis desquels la réaction de l'organisme doit être éminemment variable. Quand cette flore microbienne sera mieux connue, quand les réactions particulières de l'organisme vis-à-vis de tel ou tel agent, seront mieux étudiées, il sera peut-être plus facile de comprendre et d'interpréter la marche encore mystérieuse de la température dans la perforation typhique. Le *pouls* mérite aussi considération. D'après Carville, il est plutôt *ralenti*. C'est l'impression que nous gardons de la lecture de nos observations.

La *défervescence brusque* a été bien étudiée par M. le Professeur Jaccoud ; nous rappellerons qu'elle peut présenter deux formes : l'une, à *hypothermie brusque, sans oscillations descendantes préalables* ; l'autre précédée d'une *perturbation critique*, consistant en hyperthermie, la veille ou l'avant-veille. Dans ces différents cas, « cette chute de la fièvre, dit M. Jaccoud, s'accompagne d'une transformation complète de l'habitus extérieur du malade ; la face reprend son expression habituelle, la langue se nettoie rapidement, l'amélioration est d'emblée notable ». Ce n'est guère le tableau de la perforation.

Le *stade amphibole* présente des abaissements souvent considérables. Si le collapsus, si les frissons accompagnent cette hypothermie, le diagnostic peut errer un instant. Nous trouvons consignées dans différents auteurs, des chutes considérables (4 et 5 degrés chez un malade observé par nous chez M. Le Gendre), 7 degrés dans un cas de Constantin Paul. L'époque d'apparition de cette hypothermie, la marche consécutive des oscillations lèvent rapidement les doutes.

M. le Professeur Chantemesse signale, dans le *Traité de Médecine*, des abaissements considérables, avec frissons et collapsus, survenus quelquefois *après le bain*. Dans la thèse d'agrégation de Labadie-Lagrave, nous lisons des faits intéressants sur ce point. Une hypothermie si complète et si brusque, est d'ailleurs, d'un pronostic mauvais.

Nous avons vu l'abaissement subit et considérable que l'hémorrhagie intestinale est susceptible de déterminer. Il faut savoir que *d'autres hémorrhagies* peuvent s'accompagner de semblable hypothermie.

Griesinger et Carville signalent le fait après des *épistaxis* répétées.

Dans le cas que nous résumons ici, l'abaissement fut produit par un *infarctus pulmonaire*, diagnostiqué le lendemain de sa production :

Obs. 26. — (Communiquée par notre collègue Monseaux.) — « Georges, 29 ans, soigné pour une dothiénenterie sérieuse, présente, le 25 avril, une chute thermique de plus de deux degrés. Rien n'explique cette hypothermie. La

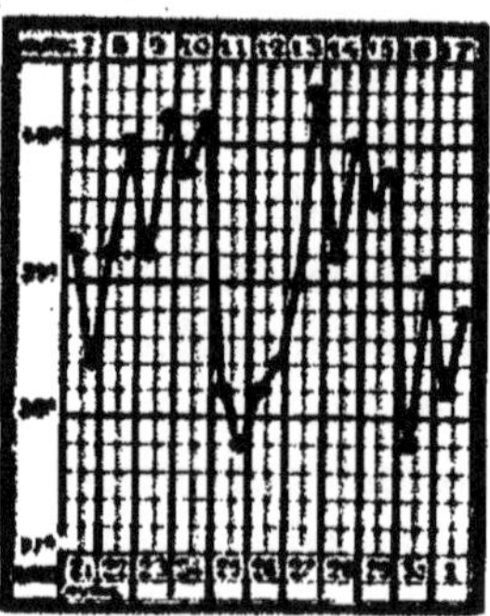

température reste basse le 25 au soir, et remonte un peu le 25 ; *des crachats sanguinolents noirâtres* font leur apparition : l'*auscultation* révèle les symptômes de l'infarctus. La température remonte le 27, et la fièvre typhoïde continue normalement son évolution. »

L'apparition des *règles* a donné, dans un cas de Constantin Paul, un abaissement de plusieurs degrés.

L'*avortement*, dans la fièvre typhoïde, se traduit (Thèse Penot) par un abaissement de la température. Dans le cas suivant, où la grossesse était méconnue, l'hypothermie suscita quelques craintes; l'apparition des pertes sanguines et l'interrogatoire de la malade ne permirent pas longtemps l'erreur :

OBS. 27. — *Hypothermie par avortement.* (Due à l'obligeance de notre collègue MANTOUX. — Au moment de son entrée à l'hôpital Tenon, le sixième jour environ de l'affection, la malade présente une température de 40°,6 un facies stupéfié, et répond à peine aux questions qu'on lui pose. Elle est, de plus, atteinte d'une surdité très accentuée. Pas de taches rosées. Ventre ballonné. Douleurs dans la fosse iliaque droite. Diarrhée.

Les jours suivants, la température oscille entre 39 et 40°, pour remonter le 2 septembre au-dessus de 40°, et s'y tenir les jours consécutifs.

Le 11 au matin, la température, qui était de 40°, tombe brusquement à 34°, Cette hypothermie cause à son entourage un premier moment de frayeur,

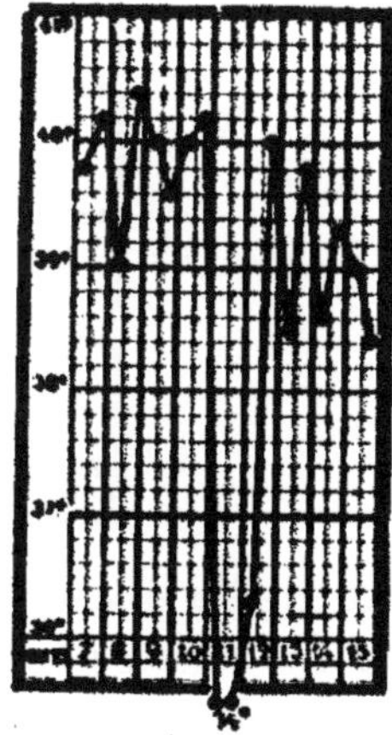

mais, bientôt, une perte rouge abondante, avec coliques, et fausse couche de trois mois, vient expliquer cette chute très brusque. Il s'agit d'un avortement, déterminé par l'infection, et la malade reconnaît d'ailleurs qu'elle devait être enceinte. L'hypothermie persiste toute la journée du 11.

Le 12, la température remonte à 36°,2 le matin, puis à 40° le soir. L'évolution continue normale, et la tempérture descend ensuite progressivement. La malade sort guérie.

M. le Dr Roger a signalé, dans la *Presse médicale* (28 février 1900), des hypothermies considérables, avec vomissements, hoquet, diarrhées, et attribuables, selon ce maître, à la *dégénérescence hépatique* retrouvée, d'ailleurs, à l'autopsie.

Deux observations sont rapportées, avec courbes thermiques, dans lesquelles une hypothermie continue et considérable fut accompagnée des phénomènes habituels de la perforation : pourtant, le ventre reste souple et le *pouls demeure bon*.

L'expérimentation confirme les suppositions faites sur l'origine hépatique, il s'agit bien d'un véritable collapsus dans lequel

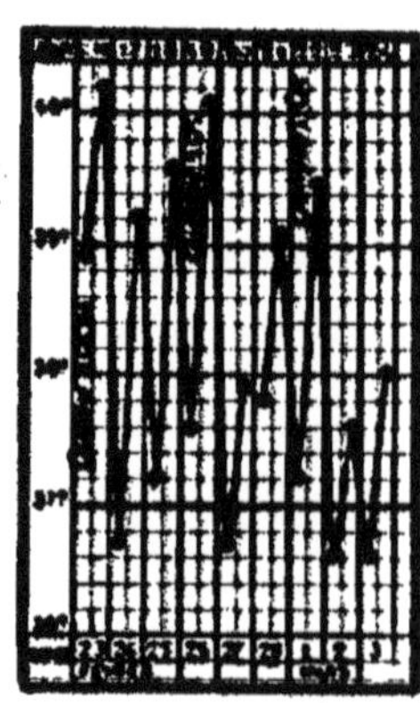

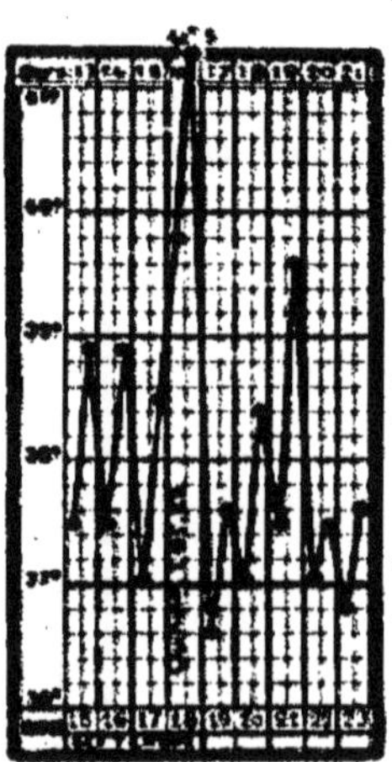

l'insuffisance hépatique joue le rôle étiologique. L'examen urologique fournirait peut-être des données importantes.

Nous signalerons encore les hypothermies d'*ordre médicamenteux ;* Carville, dans sa thèse, M. le D[r] Le Gendre, dans sa *Thérapeutique de la fièvre typhoïde,* signalent des abaissements thermiques considérables. La digitale peut produire cette hypothermie ; la quinine est le plus souvent en cause ; l'intoxication par le médicament peut se révéler par des nausées et des vomissements, qui pourraient venir donner le change : les deux courbes précédentes nous ont paru devoir être reproduites.

L'influence des *complications pulmonaires* sur la marche de la température peut se traduire, au moment de la défervescence, ou quelquefois même dans le cours de l'affection, par une hypothermie considérable. On trouvera, dans la *Gazette des hôpitaux*, du 20 septembre 1894, une longue observation de Raimondi, où des oscillations énormes (34 degrés-31 degrés), accompagnèrent l'évolution d'une *double pneumonie* et *d'une pleurésie purulente*. Il s'agissait seulement de *congestion pulmonaire* assez intense dans le cas que voici :

Obs. 28. — (Communiquée par notre collègue et ami Jomier, interne à Tenon. Service de M. le Dr Duflocq.) — Après huit jours de malaises vagues, le jeudi 5 avril, débute la maladie actuelle. Frissons, maux de tête

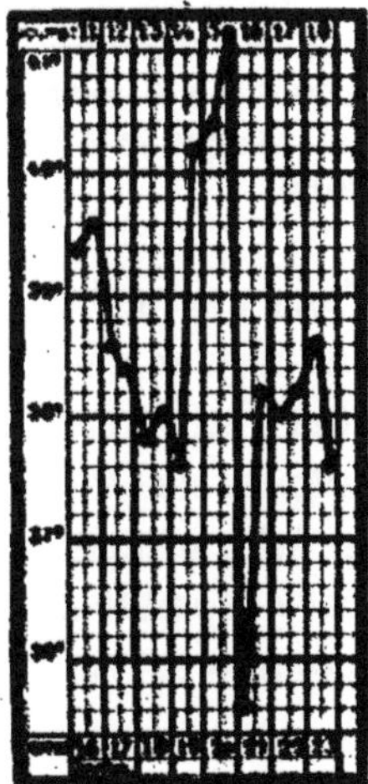

qui ont disparu depuis. Insomnie. Douleurs articulaires. Courbature générale. Anorexie absolue ; quelques nausées, pas de douleur abdominale spontanée. Constipée. Tousse un peu. Ne crache pas. Dyspnée continue.

15 avril. Ventre souple, taches rosées lenticulaires, douleur à la palpation de la fosse iliaque droite. Rate grosse. Pouls, 84. Congestion des bases.

Le 17. Pouls à 92.

L'auscultation donne les signes suivants :

En avant et à droite, submatité.

Rien à l'auscultation.

A gauche, quelques râles de bronchite à la base.

En arrière et à droite, submatité depuis l'épine de l'omoplate jusqu'à la base. Dans cette même région, râles sous-crépitants fins.

A gauche. Petit foyer de râles analogues, à l'union de la face postérieure et de la région axillaire.

Les 19 et 20. Température entre 40 et 41. État pulmonaire resté stationnaire ; congestion toujours intense.

Le 21. Chute brusque de la température. De 41°, la température tombe ce matin à 35°,6, c'est-à-dire de plus de 5 degrés.

Pas de vomissements ; le ventre n'est ni plus tendu, ni plus douloureux.

Le pouls bat à 88 ; il est un peu plus petit que les jours précédents.

La malade ne se plaint pas, et n'est pas inquiète de son état.

Le soir du même jour, frisson qui dure un quart d'heure environ, et la température retombe à 38°.

Le 23. La température reste aux environs de 39°. Le pouls, à 92, est bon.

L'auscultation montre une *amélioration presque totale des phénomènes congestifs pulmonaires. La zone de submatité a disparu, du côté droit.*

Le 26. Hypothermie légère, qui marque le début de la convalescence.

Plus de température dans la suite.

Enfin, certaines *sudations excessives*, certaines *diarrhées incoercibles* peuvent s'accompagner d'hypothermie.

Le *pouls* peut encore induire en erreur. L'état adynamique du malade, la petitesse et la dépression du pouls, l'affaiblissement des bruits du cœur, peuvent faire méconnaître la perforation, et attribuer à la *myocardite* cet ensemble de symptômes.

L'observation suivante nous en est un exemple :

Obs. 29. — (Communiquée par notre collègue Simon. Service de M. le Dr H. Martin.) — Un malade, dont la fièvre typhoïde avait eu un début brusque, et dont l'affection, après quelques jours d'hyperthermie, semblait vouloir entrer en défervescence, présente brusquement, le 21 août, *une élévation thermique* de 1°,4. Le pouls, qui était à 80 la veille, *s'accélère d'une façon remarquable ;* on compte 152 pulsations, d'un pouls mou et dépressible. Le premier bruit du cœur paraît effacé et l'on songe à une myocardite. Mais, les événements se précipitent, et la mort survient, *sans modifications symptomatiques importantes*, dès le 21 au soir.

L'autopsie devait démontrer la présence *d'une perforation méconnue*. Quatre ou cinq plaques de Peyer étaient ulcérées au niveau du cæcum ; l'appendice paraît sain. Une vaste plaque près de la valvule iléo-cæcale, quelques-unes seulement sur l'iléon, l'une à 25 centim., l'autre à 30 centim. de la valvule, une troisième enfin, large, profonde, à 35 centim., présentant les dimensions d'une pièce d'un franc, et laissant voir, au fond, *un orifice punctiforme* taillé dans la séreuse. Le péritoine voisin présente une inflammation manifeste, et des traces d'exsudats. De plus, dans la région sous-hépatique, collection assez abondante d'un exsudat fétide et de matières louches. Peu de lésions du myocarde.

Le *météorisme exagéré* s'accompagne parfois de *hoquet*. La coexistence de ces symptômes peut occasionner l'erreur; les anses intestinales distendues effacent la matité hépatique, et l'on pense à la perforation. Nous connaissons un cas où la laparotomie fut faite à tort pour un météorisme de ce genre. Le malade guérit d'ailleurs parfaitement.

Les *douleurs* occasionnées par les *ruptures musculaires* sont parfois vives et aiguës, mais elles ne durent pas, et la présence d'une *tuméfaction superficielle au niveau des droits* vient, en peu de temps, confirmer le diagnostic.

Les *vomissements incoercibles* de la dothiénentérie peuvent simuler la perforation ; M. le Dr Variot insiste sur ce fait dans une communication récente à la Société de Pédiatrie.

Enfin, chez l'enfant, il est possible de songer quelquefois à une *méningite ;* dans un cas que nous a relaté M. le Dr Zuber, l'enfant, gémissant, couché en chien de fusil, le ventre rétracté, avait toutes les allures d'un méningitique. L'autopsie montra qu'il s'agissait d'une perforation de l'appendice.

Nous ne nous attarderons pas longtemps sur le diagnostic des *péritonites par propagation*. Laporte, dans sa thèse de Lyon 1899, conclut de ses observations, que *rien ne peut faire distinguer* ces péritonites de celles par perforation ; le début est souvent aussi brusque, l'évolution tout aussi rapide. L'intervention nous semble, d'ailleurs, devoir être la règle, là aussi, quand l'affection revêt la forme de la péritonite généralisée.

D'autres perforations sont possibles dans la dothiénentérie.

La perforation de ganglions mésentériques suppurés, ou encore d'infarctus de la rate, doit être seulement signalée.

Plus fréquente est sans doute la *cholécystite suppurée*, suivie ou non de perforation. Les deux observations suivantes montrent que dans l'une ou l'autre forme, la difficulté du diagnostic est la même. La *cholécystite, même sans perforation*, peut se traduire par une symptomatologie de perforation intestinale.

Peu importe d'ailleurs l'erreur de diagnostic, puisque l'intervention s'impose dans tous ces cas.

OBS. 30. — *Accidents péritonitiques consécutifs à une cholécystite suppurée avec perforation de la vésicule biliaire au début d'une fièvre typhoïde.* (Par M. P.-L. Le Gendre, interne provisoire.) *Société anatomique de Paris*, séance du 12 mars 1881. — Sarah L..., couturière, âgée de 30 ans, entre, le 28 février 1881, dans le service annexe de l'hôpital Cochin, dirigé par M. Moutard-Martin.

Cette femme a soigné, il y a un mois, sa petite fille atteinte d'une fièvre typhoïde : l'enfant entrait en convalescence lorsque sa mère éprouva un malaise assez marqué pendant une huitaine de jours ; elle se sentait courbaturée, sans appétit, dormait peu et mal. Ses règles vinrent plus abondantes que de coutume, mais elle n'eut pas d'épistaxis. Tout d'un coup, huit jours avant son entrée, elle éprouva, un matin, de violentes douleurs abdominales et des nausées qui furent suivies de vomissements abondants, verdâtres et très amers. Elle s'alita et, depuis lors, la fièvre ne l'a pas quittée, elle ne mange pas, vomit souvent et souffre d'une soif ardente.

Elle a, depuis hier, une diarrhée jaune, liquide, fétide et très abondante ; elle entend continuellement des sifflements, des bourdonnements, et quand elle s'assied sur son lit est prise de vertiges. Le ventre est ballonné, douloureux à la pression, surtout à droite et à la partie supérieure. Dans la région lombaire quelques taches rosées lenticulaires. T. a., 40°.

1er mars. Même état : vomissements porracés assez fréquents. Céphalalgie intense ; vives douleurs dans l'abdomen ; hyperesthésie modérée de la paroi. T. a. m. 39°,9 Le diagnostic porté est : *fièvre typhoïde avec accidents péritonitiques* par propagation de l'inflammation des plaques de Peyer. Traitement : onctions avec onguent napolitain. Sangsues. Extrait de quinquina, limonade vineuse glacée. Soir, T. a., 39°,6.

Le 2. Moindre douleur dans le ventre, mais persistance des autres symptômes. Langue sèche. Vomissements et diarrhée. Parole traînante et subdélire. T. matin, 39°,4 ; soir, 39°,6.

Le 3. Même état, plus un peu de dyspnée ; peu de ronchus dans la poitrine. T. 39°,7 et 40°,1.

Le 4. Faciès grippé. Recrudescence de douleurs et de vomissements. Dyspnée extrême, refroidissement des extrémités. Sueurs abondantes. Mort dans la nuit.

AUTOPSIE trente heures après la mort :

Distension des anses intestinales par les gaz ; pus dans la cavité péritonéale, surtout abondant dans la région de l'hypochondre droit, où se trouvent des fausses membranes récentes et une vive rougeur du péritoine pariétal. Le pus s'écoule d'une *perforation lenticulaire à bords irréguliers située au fond de la vésicule biliaire*. Celle-ci est pleine de pus et renferme trois calculs de la grosseur d'une noisette et d'aspect mûriforme.

L'estomac et le côlon présentent une friabilité extrême. La muqueuse stomacale est le siège d'une rougeur violacée, ecchymotique, exulcérée en quelques points. Tous les éléments lymphoïdes, isolés ou agminés d'un bout à l'autre du tube digestif, sont tuméfiés, infiltrés, mais sans ulcération. Les plaques de Peyer sont volumineuses, turgescentes et molles. Psorentérie confluente dans le gros intestin et jusque dans le rectum. Le foie est volumineux, un peu mou, sans lésions apparentes. La rate volumineuse, de consistance plutôt ferme ; les ganglions mésentériques sont friables. Les poumons sont modérément congestionnés.

OBS. 31. — *Cholécystite suppurée dans le cours de la fièvre typhoïde.* (Par MM. E. PARMENTIER et FOSSARD. *Bulletins de la Soc. anatomique*, 14 juin 1900.) — Bér... Eug. ., âgé de 24 ans, employé de commerce, entre le 1er août à l'hôpital Beaujon, au neuvième jour d'une dothiénentérie indiscutable.

Il habitait une maison où s'était déclaré un foyer de fièvre typhoïde et déjà cinq décès s'étaient produits. D'ailleurs l'aspect du malade, sa prostration, la céphalée, l'insomnie, la diarrhée, l'hypertrophie de la rate, les taches rosées lenticulaires, la fièvre élevée ne permettent pas d'hésiter un instant sur la nature de la maladie.

La forme en est intense, car il est plongé dans une profonde stupeur : ses narines sont pulvérulentes, les lèvres tremblantes, les dents fuligineuses ; la langue est sèche, rôtie ; la température, qui atteint 40° le soir de l'entrée, reste au même niveau le lendemain matin.

Il existe quelques râles sonores et muqueux aux deux bases, mais les battements du cœur et du pouls (112) sont encore bien frappés.

Le traitement par les bains froids à 20°, toutes les trois heures, est institué. Régime lacté. Antisepsie buccale. Limonade lactique à 15 p. 1000.

Dès le jour même, la fièvre s'abaisse et oscille autour de 39°. La congestion broncho-pulmonaire augmente d'étendue les jours suivants, mais l'état du malade ne présente rien d'inquiétant.

Le 9 août, dix-septième jour de la maladie, le thermomètre marque 38°,4 le matin et 38°,5 le soir (température maxima avant les bains). Le pouls est à 104.

Néanmoins, la prostration est toujours grande. Le ventre est un peu sensible au palper, surtout à droite, sans être ballonné. Le malade se plaint d'une violente douleur dans l'épaule droite, sensiblement accrue par la pression dans l'aisselle. Il n'existe ni tuméfaction ni rougeur locale.

Le lendemain, la douleur de l'épaule est encore plus violente que la veille, elle s'irradie dans le côté droit du thorax. Les mouvements du bras sont impossibles.

Le 11 août (19ᵉ jour), la température est de 38°,1 le matin, de 38°,3 le soir.

Le pouls est à 100, régulier. Les battements du cœur sont un peu sourds.

Des râles sibilants et ronflants s'entendent dans toute la poitrine.

La douleur de l'épaule a complètement disparu.

La langue est sèche, le ventre est légèrement ballonné. En palpant l'abdomen, le malade accuse un point douloureux au niveau de l'angle formé par le rebord costal et le bord du muscle droit.

Le foie est un peu augmenté de volume (un travers de doigt environ), le lendemain, l'état est le même, quelques nausées, mais pas de vomissements T. 37°,8 le matin, 38°,2 le soir.

Le 13 août (21ᵉ jour), surviennent des vomissements bilieux, et à l'examen du ventre on provoque bien la douleur au niveau de la vésicule biliaire, mais elle est plus diffuse : son maximum répond au milieu d'une ligne allant de l'ombilic à l'épine iliaque antérieure.

Ni résistance, ni empâtement, mais défense musculaire. T. 37°,6 le matin, 37°,8 le soir.

Suppression des bains, applications de glace sur le ventre.

Dans la nuit du dimanche au lundi, c'est-à-dire du 13 au 14 août, les vomissements deviennent plus abondants et sont porracés.

Le 14 août au matin, le pouls est à 110, la température est de 38°,6. Le facies du malade est relativement altéré, mais le ventre est ballonné, la douleur est généralisée. Aussi bien à gauche qu'à droite on la réveille par la pression. Toutefois il semble que la pression siège au niveau du point de Mac Burney.

Les réponses sont du reste peu précises.

Un chirurgien est appelé qui décide de faire d'urgence la laparotomie sous-ombilicale. Il ne trouve ni perforation intestinale ni lésion de l'appendice.

On lui rappelle alors que la douleur primitive siégeait au niveau de la vésicule et, en effet, il sent avec le doigt que celle-ci est distendue.

Après avoir fermé la plaie sous-ombilicale, il fait une incision latérale à la hauteur de la vésicule. A son niveau le péritoine est fortement congestionné et couvert de fausses membranes. A l'incision de la vésicule s'échappe un flot de muco-pus, liquide, épais, filant, grisâtre plutôt que jaunâtre. La poche est très distendue, le canal cystique très dilaté.

Malheureusement on n'a pas de pipette sous la main et l'opération presse, car le malade est cyanosé et son pouls très faible. On fait une injection de sérum artificiel et de caféine. Rapidement on abouche la vésicule à la paro abdominale, on introduit un gros drain dans son intérieur, on rétrécit la plaie abdominale à l'aide de quelques crins et on fait le pansement.

Dès que le malade est dans son lit on fait une nouvelle injection de sérum artificiel d'Hayem (500 c. c.) et de caféine.

Le soir, la température s'élève à 40° et le pouls à 130. Nouvelle injection de sérum, champagne.

Le 15 août. Température matin 39°,2. Température, soir 39°,6. P. 120.

Le malade a eu quelques vomissements jaunâtres. Son facies est un peu meilleur que la veille au soir.

Sérum, un litre en injection.

Le 16. Température, matin 39°,4. Température, soir 38°,8. P. 130.

Il n'y a plus de vomissements, mais la prostration est grande.

Dans un accès de délire, la nuit le malade s'est levé.

Le 17. Température, matin 39°,3. Température, soir 39°,4. P. 110.

Le malade a passé une très mauvaise nuit. Il parle très difficilement.

La cyanose a augmenté. Une hémorrhagie intestinale assez abondante s'est produite ce matin.

Injection d'un litre de caféine et de sérum.

Le 2) (28e jour). — La température est de 39°,6 ; le pouls est très faible, bat 135 fois par minute. Le ventre n'est pas ballonné. Le malade succombe à onze heures trois quarts, au milieu de phénomènes asphyxiques.

A l'autopsie, qui est pratiquée le lendemain, à quatre heures, et que nous résumons brièvement, on ne trouve pas de liquide dans la cavité péritonéale. La séreuse est intacte, sauf à la surface de la vésicule et dans la zone qui l'entoure immédiatement. En ces points seulement on constate des fausses membranes jaunâtres. L'intestin grêle présente encore de nombreuses plaques de Peyer ulcérées. La rate est volumineuse et friable. Les reins sont congestionnés. Le foie est hypertrophié, congestionné, friable. A la coupe, les canaux biliaires intrahépatiques ne montrent pas traces de pus. La vésicule biliaire est très dilatée ; ses parois sont épaissies. Sa surface interne est jaunâtre, chagrinée ; mais elle n'est ni ulcérée ni perforée.

Le *siège* de la perforation sera rarement diagnostiqué.

La *douleur au point de Mac Burney* pourra peut-être éveiller l'idée d'une perforation de l'appendice, mais cette douleur se généralise rapidement dans les cas de ce genre.

La lecture des observations qui ont trait à la perforation du diverticule de Meckel ne nous a pas montré de signe particulier à cette perforation ; dans les cas opérés, le diagnostic de perforation intestinale avait été seul porté.

C'est surtout à l'*appendice* et *à ce diverticule* qu'appartiennent les quelques faits de *péritonites localisées*, signalés par les auteurs. Il faudra surtout éviter de *méconnaître ces suppurations*, qui seront plus ou moins latentes et insidieuses ; le diagnostic fait, l'*ouverture de l'abcès s'impose.*

Tout ce qui précède montre la difficulté parfois grande du diagnostic de la péritonite typhique, malgré l'habileté du clinicien et la recherche des symptômes connus.

Il ne faut donc rien négliger, pour aboutir vite à une solution. Aussi, pensons-nous que l'*examen du sang* pourrait, dans certains cas, apporter un appoint à cette différenciation :

L'examen du sang comprendra 3 parties :

1° *Examen du réticulum* (procédé de la cellule à rigole). Le réticulum fibrineux est peu altéré dans la fièvre typhoïde ; il sera *retardé*, *épaissi*, dans le cas de *phlegmasie intercurrente ;* les piles de globules rouges constitueront de petits îlots, séparés par des lacs, les plaques phlegmasiques de M. Hayem apparaîtront.

2° *Numération des globules blancs. Leucocytose quantitative.* La leucocytose, dans la fièvre typhoïde, subit au début une élévation très passagère : elle est sensiblement *au-dessous de la normale* dans le cours de l'affection. Si donc, dans une dothiénentérie, le nombre des globules blancs passe rapidement de 5 ou 6,000 à 10,000 et plus, il y aura lieu de *supposer un processus phlegmasique* (Wil. Keen, Finnez).

3° *Leucocytose qualitative.* Elle sera fournie par l'*examen sec du sang*, étalé sur une lame après la coloration habituelle. La leucocytose, dans la typhoïde normale, est au-dessous de la moyenne, comme *polynucléaire*, malgré l'augmentation possible du chiffre des globules blancs.

Dans les suppurations, la *moyenne des polynucléaires augmente sensiblement.*

Nous pensons donc qu'un examen du sang pourrait, dans quelques cas, confirmer un diagnostic hésitant, de péritonite typhique. M. le Dr Parmentier nous a rapporté que ces divers examens lui avaient permis, dans un cas récent, de poser le diagnostic d'une perforation d'ulcère gastrique.

CHAPITRE V

Pronostic.

La marche de l'affection nous en montre toute la gravité. En quarante-huit heures d'ordinaire, parfois moins encore, trois jours quelquefois, rarement davantage, la mort vient terminer ce triste tableau.

La *guérison* a pourtant été signalée, mais dans de telles proportions (95 p. 100 de mort, d'après Murchinson), et avec un tel concours de circonstances heureuses, que les cas rencontrés constituent bien plus des *curiosités pathologiques* que des faits concluants.

Il s'agit presque toujours de péritonites circonscrites, à point de départ dans l'appendice ou le gros intestin.

L'abcès péritonéal s'ouvre au dehors, dans une autre anse intestinale ou dans un viscère voisin. Ce que nous avons dit de la rareté des localisations dans la péritonite typhique, et ce que nous savons de l'évolution des péritonites enkystées, nous permet de prévoir combien une telle évolution doit être rare.

Béhier en a, paraît-il, rapporté un cas. Nous ne l'avons pas trouvé.

Ranque, dans sa thèse (1881) rapporte le cas suivant de Gluge :

Obs 32 (Gluge). — « Enfant de six ans, atteint de fièvre typhoïde. Un mois après le début de la maladie, douleur abdominale généralisée, fièvre, constipation.

« Le pronostic était des plus graves, quand je vis, quelques jours après l'apparition des phénomènes péritonéaux, l'ombilic grandir, faire saillie et former une vésicule rouge, puis noire, d'un volume considérable. Le 2 mars, l'ombilic se rompit, et une grande quantité de pus sortit par l'ouverture. Les jours suivants, cette évacuation continua, et dura jusqu'à la fin de mars. »

Fitz, en 1896, rapporte, avec beaucoup de peine, *neuf* cas de péritonite enkystée terminés favorablement.

L'abcès s'ouvrit 17 fois spontanément : sur ces 17 ouvertures, le pus pénétra dans l'intestin 13 fois ; dans le vagin, une fois ; à travers la paroi abdominale, 2 fois dont 1 à l'ombilic.

L'autre cas est sans doute le suivant, rapporté par Hœgler-Passavant.

Obs. 33. — *Perforation de l'intestin à l'extérieur au cours d'une fièvre typhoïde. Guérison spontanée.* (Haegler-Passavant, et *Corresp. Bl. f. Schweiz. Aerzte*, 1er septembre 1896.) — Il s'agit d'une femme de trente-cinq ans, ... qui fut admise à l'hôpital *au début du 4e septénaire d'une fièvre typhoïde bien caractérisée.* La malade présentait sur la ligne blanche *une grosse hernie ventrale consécutive à une laparatomie pratiquée 7 ans auparavant pour pyosalpingite.* La peau qui recouvrait la hernie était amincie, on y constatait plusieurs cicatrices larges à trajet irrégulier. La hernie était facilement réductible et ne paraissait pas avoir contracté des adhérences avec son contenu. L'orifice herniaire était large comme la paume de la main.

Le 6e jour après son admission à l'hôpital la malade fut prise brusquement *de douleurs au niveau de la hernie.* Le ventre se ballonna aussitôt et la matité hépatique disparut. En même temps, il se forma au point culminant de la tumeur herniaire, une tache blanchâtre large comme une pièce de 5 francs. Le lendemain on constate en ce point, une vésicule qui s'ouvrit le jour même. La perforation, grosse à peine comme une tête d'épingle, laissait échapper des gaz fétides ainsi qu'un liquide louche à odeur fécale. Ce liquide contenait des bacilles d'Eberth dont la présence avait été constatée dans les selles.

La fistule stercorale s'agrandit rapidement, au bout de quelques jours, elle avait 6 centimètres de long sur 2 de large. Par la fistule on apercevait la muqueuse intestinale fortement congestionnée et ulcérée en plusieurs points. Les matières fécales sortaient presque en totalité à travers cet anus contre nature.

Plusieurs autres petits orifices fistuleux se formèrent les jours suivants au pourtour de la grande perforation intestinale primitive. La malade était extrêmement faible, énormément amaigrie et avait du décubitus. Se croyant perdue, elle voulut absolument quitter l'hôpital pour mourir chez elle, ce qu'on ne put lui refuser.

Contre toute attente, l'évolution ultérieure de l'affection *fut des plus favorables.* Peu après le transport de la patiente à sa maison les fistules commencèrent à se cicatriser, puis elles ne donnèrent issue qu'à une petite quantité de sérosité, non fétide ; enfin *elles se fermèrent complètement au bout d'un mois.*

Depuis lors cette femme jouit d'une santé parfaite. La hernie a le même aspect et les mêmes dimensions qu'avant la maladie, les cicatrices sont partout mobiles sur les tissus sous-jacents, sauf en un point qui correspond à l'ancienne fistule stercorale où le tissu cicatriciel paraît adhérer à l'intestin.

L'explication de ce cas est facile à donner : une anse intestinale située dans le sac herniaire *et atteinte d'ulcérations typhiques avait, par suite de l'inflammation, contracté des adhérences avec la peau abdominale fort amincie.* En ce point survint une perforation à la production de laquelle contribuèrent probablement la pression et le frottement des couvertures.

M. le Dr Villemin a bien voulu nous communiquer l'observation curieuse que voici. Nous savons qu'il conserve quelques doutes sur la possibilité d'une péritonite tuberculeuse survenue après une typhoïde, ou tout au moins aggravée par elle. Ce serait un cas à peu près analogue à celui que, sans sa thèse, Ranque attribue au Professeur Laboulbène. Voici le cas de M. Villemin :

Obs. 34. — (Due à la bienveillance de M. le Dr Villemin, chirurgien des hôpitaux, rédigée d'après les notes envoyées par M. Donnat, externe du service de M. le Professeur Lannelongue.) — Le 23 août 1899, From..., Aimée, âgée de 4 ans, entre à l'hôpital des Enfants-Malades pour malaise, maux de tête, douleurs abdominales.

Le 24. Épistaxis, diarrhée, vomissements.

Le 25. La fièvre est continue, le diagnostic de fièvre typhoïde est porté.

Le 27. Température 38°,6. Un peu de raideur de la nuque. Langue typhique. Diarrhée continue.

La température s'abaisse progressivement dans le courant de septembre, mais elle s'élève, de temps à autre, le soir, jusqu'à 38°.

Le 19 octobre, M. le Dr Brun examine la malade. Il trouve *une tuméfaction dans le flanc droit*, et pense à une péritonite enkystée, consécutive à la fièvre typhoïde.

Le 22. Amaigrissement, affaiblissement de l'enfant. Ballonnement du ventre, *empâtement douloureux de la fosse iliaque droite.* On croit percevoir des frottements péritonéaux en quelques points.

La température présente de grandes oscillations (39° le soir, 37° le matin).

Le 30. Vomissements porracés. Facies grippé.

Le soir, 35°,8. On n'ose intervenir. La mère emporte son enfant, malgré les avis qui lui sont donnés.

La fillette séjourne à la campagne, chez ses parents, jusqu'en février 1900. A cette époque, les parents constatent chez l'enfant une fistule abdominale par où s'écoule un pus verdâtre, puis jaune. Apparition, par la fistule, de matières fécales et de gaz.

C'est dans cet état que l'enfant entre salle Bouvier le 21 mai 1900 ; M. le Dr Villemin constate *l'issue des matières fécales, par la fistule.*

Une première intervention a lieu le 25 mai. On incise la paroi abdominale, et l'on trouve un trajet oblique, remontant à droite dans la direction du foie. Le doigt permet de constater de nombreuses adhérences péritonéales. *Il est impossible de découvrir la perforation intestinale*. Drainage de la cavité. Les matières fécales continuent à s'écouler par la fistule.

Une seconde opération est effectuée le 12 juin. Incision plus large de la paroi. *La perforation n'est pas encore découverte.*

La température est élevée depuis quelques jours (38 et 39°).

Telle est cette liste vraiment courte.

Celle des péritonites généralisées terminées par la guérison reste plus courte encore, quand on l'a soumise à un examen sérieux. Ici, les erreurs de diagnostic sont multiples ; les exsudats péritonéaux peuvent causer des douleurs abdominales passagères et sans lendemain ; la douleur appendiculaire peut céder et l'abcès au début se résorber, toutes complications qui déterminent aisément l'erreur,

L'observation de Griesinger, que rapporte Morin, ne nous paraît guère concluante ; nous n'admettons pas sans réserve les cas de Reunert, dans lesquels le malade, très constipé, recouvra la santé après une débâcle intestinale ; mais les cas de Bucquoy, de Trousseau (dans la thèse de Houzé), de Cruveilhier (dans la thèse de Boudard, 1848), de Bühl, nous paraissent acceptables. Un *fragment d'épiploon* (cas de Bühl), une *portion de mésentère*, *un accolement d'anses intestinales* sont venus, par une circonstance providentielle, obstruer l'orifice. Dans une observation que nous devons à M. le Professeur Chantemesse, et où la perforation était double, il existait dans un cas une *quasi-fermeture* par une *frange épiploïque*.

Ce sont là, n'est-il pas vrai, des solutions heureuses sur lesquelles il ne faut pas compter, et le pronostic de la perforation non traitée est, à coup sûr, fatal.

CHAPITRE VI

Traitement.

Quelle conduite faut-il tenir en présence d'une si grave complication ?

Tout d'abord on tentera de l'éviter, et certaines mesures constitueront le *traitement prophylactique* de la perforation. M. le Professeur Dieulafoy et le Dr Glénard insistent sur l'importance du bain froid comme préservatif de cette complication. Par son rôle anti-infectieux, l'hydrothérapie froide lutte contre l'envahissement microbien et ses méfaits. Nous rappellerons seulement l'importance des écarts de régime dans l'étiologie de la perforation. Le typhique est, *souvent alimenté trop tôt*, à une période où ses ulcérations ne sont pas cicatrisées, où sa séreuse est encore à nu, et où le moindre effort détermine l'éclatement du péritoine. Il faudra donc user d'une extrême prudence dans l'alimentation du convalescent. Tous les efforts seront évités au malade ; il sera transporté doucement dans son bain ; on évitera chez lui la constipation, le météorisme exagéré.

Mais, malgré ces précautions, la *perforation s'est produite*. Quelles ressources la thérapeutique médicale est-elle susceptible de nous fournir ? — La cessation des bains froids s'impose, l'immobilité absolue sera conservée, la glace employée intus et extra, l'opium généreusement distribué.

Nous avons vu précédemment les tristes résultats d'une telle thérapeutique, qui ne peut rien contre cet orifice béant par où s'échappent à jets continus les gaz et les matières fécales. C'est un traitement d'attente, si l'on veut ; mais ce ne peut être aucunement un traitement curatif.

En face de cette thérapeutique impuissante, se dresse depuis quelques années le traitement chirurgical. Nous en ferons tout d'abord l'historique.

A. — Historique du traitement chirurgical.

C'est Leyden qui le premier, en 1884, dans un rapport sur le traitement de la péritonite par la perforation, a préconisé l'intervention chirurgicale. La même année, Mickulicz apporte au 57ᵉ Congrès des chirurgiens allemands un cas de perforation, traitée et guérie par l'opération. Lücke, Bartleet, Bontecou, Morton publient bientôt de nouveaux cas.

En 1890, Louis, dans un article du *Progrès médical*, peut réunir 11 cas, avec deux guérisons. Tournier, dans la *Revue générale de clinique*, reproduit ces chiffres et les commente.

M. le Dʳ Lejars, en 1896, apporte deux faits personnels, et établit à 25 cas, dont 6 guérisons, la statistique de l'intervention. Houzé, dans sa thèse (1896) *Sur l'intervention chirurgicale dans la péritonite aiguë diffuse*, fait une large part à la perforation typhique et rapporte 28 cas, avec 6 guérisons. La communication de M. Monod à l'Academie de médecine, et le mémoire de Monod et Vanverts dans la *Revue de Chirurgie* de mars 1887 portent ce chiffre à 31 cas, dont 7 guérisons.

La même année, M. le professeur Dieulafoy fait sa retentissante communication à l'Académie de médecine sur l'intervention chirurgicale dans la péritonite typhique. Il s'en déclare partisan convaincu.

Presque en même temps, trois mémoires sont communiqués à la *Société Royale de médecine et de chirurgie de Londres*, sur cette question d'actualité. Brunton, Bowlby, Moore, Goodall, prennent part à la discussion, et vantent l'intervention précoce. MM. les Dʳˢ Lejars et Rochard concluent, dans leur *Chirurgie d'urgence*, à l'opération aussi rapide que possible. C'est la même opinion qu'exprime M. G. Lyon dans sa *Thérapeutique clinique.* « En ce qui concerne la perforation typhique, écrit cet auteur, l'intervention est aujourd'hui considérée comme légitime par la plupart des médecins, et justifiée par les résultats, bien que la mortalité soit encore considérable. »

Dans le *Traité de médecine*, M. le professeur Chantemesse rappelle les résultats obtenus, et se montre favorable à l'intervention.

De nouvelles observations sont publiées dans des Revues, mais aucun travail d'ensemble n'existe depuis le mémoire de Monod et Vanverts.

A l'étranger, plusieurs statistiques ont été dressées.

La première en date est celle de Guecelewitsch et Wanach, qui donnent 65 cas, dont 12 guérisons.

Dans son ouvrage très documenté sur les suites et complications chirurgicales de la fièvre typhoïde, William Keen, de Philadelphie, arrive au total de 83 cas, dont 16 guérisons.

Platt, en 1899, dans la *Lancet*, joint à cette liste 3 cas écartés par Keen, 3 cas personnels, et 14 cas plus récents.

Cette liste de 103 cas, dont 21 guérisons, est portée par Herbert et Watkins (*Lancet*, 1899 p. 1004) à 105 cas, dont 22 guérisons.

B. — Statistique.

C'est à l'aide de ces divers travaux, et des indications bibliographiques qu'ils contiennent, que nous avons dressé la statistique suivante. L'examen attentif des cas proposés, la lecture d'observations incomplètes ou erronées, nous a fait rejeter un certain nombre de cas admis antérieurement.

C'est ainsi que *nous éliminerons* de notre liste, pour *insuffisance de renseignements*, ou *erreurs probables de diagnostic*, les observations que voici :

2 cas de Hahn, admis par Keen.
2 — de Conoli, id.
1 — de Escher, rejeté par tous les auteurs.
1 — de Greig Smiths, id.
1 — de Hill, admis par Monod.
1 — Mac Murtrys, dans Stat-Keen.
1 — de Steel, —
1 — Viggin (rejeté par Monod).
2 — Nicholas, id. admis par Platt.
1 — Taylor, id.
1 — Burrell et Bottemby.
1 — Podres et Obalinsky, id.
1 — Zeidler (1891).
3 — Armstrong.

Nous arrivons, après cette élimination, à un total de 94 cas. A ces observations, déjà connues, et que nous avons résumées brièvement, nous avons pu joindre 13 cas nouveaux, dont 7 inédits.

Nous atteignons ainsi le total de 107 cas, dont 25 guérisons.

Il nous reste à tirer de cette statistique les déductions qu'elle renferme.

1° MICKULICZ, 1884. — 57° *assemblée des médecins allemands. Magdebourg*, 1884.
H. 40 ans.
Début soudain dans typhus ambulatoire.
Interv. 60 heures après.
La *perforation* siège sur l'intestin grêle (6 millim. long sur 4 millim. large). Suture par 12 points à la soie.
Guérison.

2° LUCKE, 1885. — *Deuts. Zeit. f. Chirurg.*, octobre 1885. *Union médicale*, 1885.
F. 28 ans.
Le 22° jour d'une typhoïde grave, survenue dans la 2° semaine post-puerpérale.
Interv. 12 heures après.
Résection d'une partie de l'intestin. Sutures de Lembert. Lavage. Drainage.
Mort 20 heures après.
Nécrose circulaire au niveau des sutures intestinales. Péritonite purulente générale.

3° SURMAY, 1885. — *Union médicale*, 1885.
F. 28 ans.
Premier symptôme de l'affection.
Interv. Péritonite circonscrite. Abcès stercoral enkysté au-devant de l'épiploon.
Perforation de l'intestin grêle. Drainage.
Mort 24 heures après. Cavité limitée par épiploon et péritoine pariétal.
Plaques de Peyer ulcérées. Cæcum et iléon perforés.

4° BARTLETT, 1886. — Cité par MORTON. (*An. of Surgery*, 1888. *Med. News*, nov. 1887.)
Interv. Ouverture et drainage sans fermeture de perforation, que l'on ne trouve pas.
Mort le jour suivant.

5° BONTECOU, 1887. — *J. of the Amer. Assoc.*, 28 janv. 1888.
H. 25 ans.
Au 15° jour d'une fièvre typhoïde.
Interv. 48 heures après.
Une perforation à la base de l'appendice : l'*appendice est réséqué.*

Une perforation à 25 centim. de la valvule iléo-cæcale : suture à la Lembert.

Mort avant que le malade se soit réveillé après l'opération.

6° MORTON, 1887. — *Medic. News*, 1887.

H. 28 ans.

21° jour environ d'un typh. ambulatoire.

Interv. 20 heures après.

Suture d'une perforation et au niveau d'une ulcération prête à se rompre.

Toilette du péritoine.

Mort 7 heures après collapsus.

Péritonite généralisée.

7° MIKULICZ, 1887. — 28° *Congr. de chirurg.*

H. 22 ans.

Environ le 16° jour.

Interv. Cavité péritonéale pleine de pus fécal. *Suture* d'un petite perforation. Lavage. Drainage.

Mort 4 h. 1/2 après.

8° MICKULICZ, 1888. — 28° *Congrès de chirurg.*

H. 38 ans.

La deuxième semaine.

Interv. Incision médiane. Suture d'une perforation sur l iléon, à 60 centim. de la valvule, et de la taille d'une pière de cinq centimes.

Mort dans le collapsus, 12 heures après.

9° BOUTECOU, 1889. — *J. méd. Am. Assoc.*, 1890.

H. 27 ans.

Le 20° jour d'une rechute.

Interv. 17 heures après.

Suture d'une perforation. Lavage à l'eau bouillie. Drainage.

Amélioration de l'état général le lendemain, puis délire et collapsus.

Mort 36 heures après l'intervention.

10° SENN. — *Med. News*, 8 juin 1889.

H. 22 ans.

3° semaine après le début d'une typh. ambulatoire.

Interv. 73 heures après.

Suture d'une perforation à 16 centim. de la valvule. Volvulus présent. Fermet. de cav. abdom.

Mort 10 heures après.

Péritonite généralisée. 3 ulcérations de l'iléon, sur le point de sa perforation.

11° WAGNER, 1889. — *Congrès allem. de chirurg.*, 1889.
F.
Dans la convalescence d'une fièvre typhoïde.
Interv. 8 heures après. Suture. Irrigation. Incision fermée.
Guérison.

12° KIMURA. — *Sei. i. kwai. med. Journ.*, 1890.
H. 34 ans.
Environ le 14e jour d'une typhoïde.
Interv. 28 heures après.
Suture de perfor. par 10 points à la Lembert. *Résection de l'appendice* enflammé. Lavage. Drainage.
Mort 21 heures après. La suture n'a pas tenu.

13° VAN HOOK, 1891. — *Med. News*, 21 nov. 1891.
F. 31 ans.
Environ le 38e jour.
Interv. 11 heures après.
Trois rangs de sutures sur une perforation. Lavage à l'eau bouillie. Drainage.
Guérison.

14° VAN HOOK, 1891. — *Med. News.* —
H. 29 ans.
Environ le 16e jour d'une typh. normale.
Interv. 7 heures après.
Perforation à 40 centim. au-dessus de la valvule.
L'opération ne put être terminée, vu l'état du malade.
Mort quelques instants après.
Deux perforations, dont l'une était ouverte dans petite poche isolée.

15° VAN HOOK, 1891. — *Med. News.*
H. 35 ans.
Production brusque de l'accident.
Interv. au moins 14 heures après.
Suture d'une perforation. Lavage. Drainage.
Mort 14 heures après.
Péritonite généralisée. Perforation complètement obturée.

16° NETSCHAIEFF et TROJANOW, 1891. — (*Jetopice Rousskoi Kirourgie*, 1897. GUECKLEWITSCH et WANACH.)
H. 31 ans.
Interv. 10 jours après l'entrée du malade.
Péritonite séreuse avec épanchement fécal. Résection de parties perforées.

Mort.

A l'*autopsie*, ulcérations typhiques de l'iléon.

17° Bell, 1892. — Communication personnelle à M. Thompson. (*Chron. méd. de l'hôp. de Montréal*, 1895.)
Suture sur plusieurs rangs, 34 heures après la perforation.
Mort 24 heures après.

18° W. Koerte, 1892. — *Arch. f. klin. Chirurg.*, 1892.
H. 17 ans.
Interv. 96 heures après. Incision. Drainage. Perforation pas trouvée, existe à l'autopsie.
Mort 15 jours après.

19° Thompson, 1893. — *Trans. Texas med. Assoc.*, 1893.
H. 36 ans.
Interv. 96 heures après.
Suture d'une perforation à la partie inférieure de l'iléon.
Mort 11 heures après.

20° Bell, 1893. — *Communication personnelle à* Thompson.
Interv. 48 heures après.
Suture d'une perforation. L'*appendice*, malade, est réséqué.
Mort 62 heures après.

21° J.-B. Murphy, 1893. — *Communication personnelle à* W. Keen.
H. 31 ans.
Au 18e jour d'une typhoïde.
Interv. 41 heures après.
Sutures Lembert de perfor. à 25 centim. au-dessus de la valvule.
Exsudats et adhérences dans toute la moitié droite de l'abdomen.
Lavage. Drainage.
Mort 3 jours après.

22° Netschaieff et Troiânoff, 1893. — *Jetopis Rousskoi Kirourgie*, 1897.
H 28 ans.
Typhus ambulatoire.
Interv. 17 heures après.
Résection de 4 centim. d'intestin, pour perfor. à 20 centim. de la valvule
Paroi suturée seulement 8 jours après. Plaie simplement bourrée.
Guérison.

23° Cayley et Bland Sutton, 1894. — *Brit. med. Journ.*, 17 mars 1894.
H. 25 ans.
Au 24e jour d'une fièvre légère.
Interv. 5 h. 1/2 après.

Incision des bords, et suture de la perforation. Lavage à l'eau bouillie.
Amélioration consécutive.
Mort 6 jours après.

24° ALLINGHAM, 1894. — *Brit. med. Journ.*, 17 mars 1894.
Interv. Tissu périphérique si malade que la perfor. est suturée à la paroi.
Mort.

25° ABBE, 1894. — *Med. Record.*, 1895.
H. 21 ans.
3 semaines après le début d'une fièvre typhoïde.
Interv. 60 heures après. Suture d'une perfor. Lavage sublimé 1 p. 20,000.
Guérison. Convalescence rapide.

26° NETSCHAJEW et TROJANOW, 1894. — *Med. News*, 1894.
H. 25 ans.
Du 21 au 28e jour de la maladie.
Interv. 17 heures après.
Suture d'une perfor. très petite, à 20 centim. de la valvule.
Guérison.

27° ALEXANDROFF, 1894. — *Journal de Clin. et Thér. infantile*, 1894, n° 44.
H. 9 ans.
Au 35e jour.
Interv. 36 heures après.
Trois larges perfor. de *l'appendice* nécessitent sa *résection*.
Lavage. Drainage à la gaze.
Mort une demi-heure après. L'autopsie montre qu'il s'agissait bien de typhoïde.

28° DANDRIDGE, 1894. — *Communication personnelle* à W. KEEN.
H. 9 ans.
Au 21e jour.
Interv. le 3e jour après.
Gaz et pus dans la cavité. Perforation non trouvée. Lavage. Drainage.
Guérison.

29° HARE, 1894. — *Journal intercolonial* (statist. KEEN).
Interv. Deux perforations, contiguës, à 6 et 8 pouces au-dessus de la valvule.
Incision d'iléon contre le météorisme.
Sutures Lembert. Lavage. Drainage avec tubes de verre.
Mort 18 heures après. Les perforations sont parfaitement closes.

30° B.-F. Kingsley, 1894. — Communic. à *Finney. Ann. of Surg.*, mars 1897.
F. 16 ans.
Au 12ᵉ jour environ.
Interv. 15 heures après.
Abrasion et suture d'une perfor. de l'iléon.
Mort 5 heures après. Pas d'autopsie.

31° Ferraresi, 1894. — *Bulletins de la Société Lancisiana*, 1895.
F. 24 ans.
Malade seulement depuis 4 jours.
Interv. Résection intestinale. Irrigation. Drainage è la gaze.
Guérison.
L'examen de la portion réséquée fait conclure à une dothiénenterie.

32° Damer Harrison, 1894. — (*Brit. med. Journ.*, 1894. 20 octobre).
3ᵉ semaine d'une fièvre typhoïde.
Interv. 36 heures après.
Incision latérale droite. Suture de 2 perforations. Lavage.
Mort après amélioration passagère, 17 heures après.

33° Termet, 1894. — Thèse Barbe, 1895.
F. 21 ans.
3 semaines après le début d'une fièvre typhoïde.
Interv. 48 heures après.
Suture de la perfor. Lavage à l'eau stérilisée. Drainage.
Mort quelques heures après.

34° Ricketts, 1895. — *Cinc. Lancet Clin.*, 1895, 6 avril.
H. 35 ans.
3ᵉ semaine. Début brusque.
Interv. 72 heures après.
La perfor. n'est pas trouvée. Appendice sain. Drainage.
Mort 11 heures après.

35° Parkin, 1895. — *Brit. med. J.*, 26 janvier 1895.
F. 32 ans.
Le 21ᵉ jour d'une fièvre typhoïde de gravité moyenne.
Interv. 2 heures après.
Les bords sont tournés en dedans ; la perfor. est suturée à la Lembert.
Mort 3 jours après, amélioration considérable de l'état général pendant 2 jours.
Perforation bien obturée. Péritonite généralisée.

36° Laidley, 1895. — *Ass. of obst. and gyn. Chicago*, septembre 1898. Thèse Houzé.

Au cours de fièvre typhoïde.
Suture de perforation.
Mort 12 heures après.

37° J.-E. Thompson, 1895. — *Med. chron.*, septembre 1895.
H.
2e semaine environ.
Interv. La perfor. siège dans le cæcum ; très large.
Excision de la portion malade, établissement d'une fistule.
Mort 8 heures après.
Autres ulcères typhiques dans l'iléon.

38° J.-B. Murphy, 1895. — *Communic. pers. à* Keen.
H. 31 ans.
Au 18e jour.
Interv. La perfor. n'est pas trouvée ; plusieurs ulcérations très marquées.
Irrigation avec solution salée.
Guérison.

39° L.-W. Hotchkiss, 1895. — *New-York med. Journ.*, 11 janvier 1896.
H. 24 ans.
Au commencement de la 3e semaine.
Interv. 10 heures après.
Suture d'une perforation à 15 centim. de la valvule.
Lavage à l'eau salée. Drainage.
Mort 4 heures et demie après, dans l'hyperthermie.

40° Briddon, 1895. — *Ann. of Surg.*, 1896.
H. 18 ans.
Quinze jours après début de convalescence.
Interv. 72 heures après. Suture d'une perforation à 20 centim. de la valvule.
Mort le jour même.

41° Bogart, 1895. — *Ann. of Surg.*, 1896, p. 596.
H. 30 ans.
Dans la convalescence.
Interv. 2 heures après.
On trouve une perforation faisant communiquer l'iléon et l'appendice.
Pus séreux tout autour. Résection appendiculaire. Suture de l'iléon.
Mort 3 jours après.

42° J. Price, 1895. — *Med. and Surg. Rep.*, 1896, 7 novembre.
F. 30 ans.

Après 3 semaines de maladie.
Interv. Deux perforations étagées. Sutures.
Guérison.

43° J. Price, 1895. — *Med. and Surg. Rep.*, 1896.
F. 28 ans.
Après 3 semaines.
Interv. Multiples perforations. Irrigation très abondante. Sutures multiples. Large drainage.
Guérison.

44° Watson, 1895. — *Boston med. J.*, 27 mars 1896.
H. 28 ans.
Dans la 7e semaine d'une fièvre typhoïde.
Interv. 12 heures après.
Incision dans la fosse iliaque droite. La péritonite *est localisée.*
Excision des bords d'une perfor. et suture en surjet à la soie.
Shock marqué, puis amélioration.
Guérison.

45° Sifton, 1895. — *Chicago Clin. Rev.*, avril 1895.
H. 39 ans.
Dans la 4e semaine.
Interv. 11 heures après.
Incision médiane, 2 rangées de suture à la Lembert.
Suture, 20 centim. plus haut, d'un point menaçant.
Irrigation, drainage.
Guérison.

46° Lejars, 1895. — *Presse médicale*, 2 janvier 1895.
H. 23 ans.
Au 18e jour d'une fièvre typhoïde grave.
Interv. 16 heures après.
Avivement des lèvres et suture d'une perforation, à 15 centim. de la valvule, des dimensions d'une pièce de 50 centimes.
Toilette du péritoine. Drainage Mikulicz Inject. de sérum intraveineux.
Mort 48 heures après, à la suite d'amélior. notable.
A *l'autopsie :* perforation fermée.

47° Lejars, 1896. — *Presse médicale.*
H. 12 ans.
Début inconnu.
Suture d'une perfor. de l'iléon, drainage.
Mort dans la soirée du lendemain.

48° Hollis, 1896. — *Lancet.*
H. 33 ans.
Au 17° jour environ.
Interv. immédiate. Bords éversés en dedans, Suture à la Lembert. Irrigations.
Mort 36 heures après.
Nécrose des sutures.

49° Routier, 1896. — In Dieulafoy. *Ac. méd.*, 27 octobre 1896.
H.
Au 15° jour d'une fièvre typhoïde à prédominance adynamique.
Interv. 24 heures après. Suture à deux plans d'une perforation.
Toilette du péritoine. Drainage.
Mort dix jours après.
L'amélioration fut notable et prolongée (pouls meilleur, dispar. du hoquet).
A l'*autopsie*, 2 nouvelles perforations.

50° Armstrong, 1896. — *Montr. med. J.*, 1897.
H. 28 ans.
Du 10° au 13° jour.
Interv. Perfor. à 15 centim. de la valvule. Fermée par double rangée de sutures. Cavité irriguée à l'eau saline. Drainage aux tubes de verre.
Le 24° jour, une seconde perforation fut visible à travers l'incision ; on fait sauter les sutures de la paroi.
Le 28° jour, hémorrhagie abondante.
Mort 48 jours après l'intervention. La première perfor. était parfaitement close.

51° Armstrong, 1896. — *Brit. med. Journ.*, 1896.
H. 27 ans.
Fin de la 3° semaine.
Interv. 26 heures après. Perforation à 25 centim. de la valvule suturée.
Mort en 12 heures.

52° Armstrong, 1896. — *Brit. med. Journ.*, 1896.
H. 18 ans.
Le 16° jour.
Interv. 12 heures après. Suture d'une perfor.
Mort en 11 heures.

53° Armstrong, 1897. — *Brit. med. Journ.*, 1896.
H. 28 ans.
Le 13° jour.
Interv. 18 heures après.

Péritonite localisée.
Amélioration, puis *mort* le 45e jour, de 2 autres perforations.

54° Brun, 1896. — *Soc. de Chirurgie*, 25 novembre 1896.
H. 14 ans.
Fin d'une rechute de fièvre typhoïde.
Interv. 22 heures après.
Sutures Lembert. Eau bouillie. Drainage.
Mort sept jours après, avec 5 nouvelles perforations.

55° Cholzow, 1896. — *Ann. of Chirurg. Russ.*, 1897.
H. 24 ans.
Dans la 7e semaine.
Interv. 4 heures après.
Excision d'une pièce d'intestin ovalaire. Suture. Tamponnement.
Pas de fermeture de la paroi.
Mort le 3e jour. Double pneumonie.

56° Brunton et Bowlby, 1896. — *Lancet*, 30 janvier 1897.
H. 37 ans.
Au 47e jour d'une rechute de fièvre grave.
Interv. 18 heures après. *Péritonite localisée.*
Perfor. des dimensions d'un petit pois. 10 points de suture Lembert. Irrigation. Drainage.
Guérison.

57° Monod, 1896. — *Bull. Ac. de méd.*, 3 novembre.
H. 35 ans.
Au 20e jour d'une fièvre typhoïde.
Interv. 11 heures après.
Périton. généralisée. Suture Lembert à 2 étages,
Eau bouillie. Drainage.
Mort 11 heures après. Une ulcér. prête à se rompre.

58° Porter et Shattuck, 1897. — *Boston med. and Surg. Journ.*, 15 avril 1897.
H. 10 ans.
Le 18e jour.
Interv. Suture à double plan d'une petite perfor. à 25 centim. de la valvule.
Mort 61 heures après l'intervention. Réunion effectuée.

59° Paxton, 1897. — *Ann. de Chirur. angl.*, août 1897.
H. 45 ans.
Environ le 47e jour, dans une convalescence qu'on supposait avancée.

Interv. 26 heures après.
Perforation suturée avec 15 points, à 30 centim. de la valvule.
Péritonite généralisée intense. Lavage salin. Drainage.
Le 38e jour, complément d'opération pour renforcer la paroi abdominale.
Guérison.

60° DANDRIDGE, 1897. — *Cincinnati Lancet Clin.*, 21 août 1897.
H. 19 ans.
Environ le 11e jour.
Interv. 6 heures après. Suture à la Lembert d'une perfor. à 25 centim. du cæcum.
Ponction contre le météorisme. Inject. saline. Strychnine.
Mort 54 heures après.

61° J.-T. FINNEY, 1884. — *Ann. of Surg.*, 1887.
H. 55 ans.
Au 12e jour.
Interv. Perfor. à 15 centim. de la valvule, parois effondrées.
Les rebords sont tournés en dedans, suture en matelas. Tamponnement. Lavage. Drainage.
Mort 7 heures après.

62° J. FINNEY, 1895.
H. 26 ans.
Au 19e jour.
Interv. 20 heures après.
Suture. Ponction intestin. pour météorisme.
Mort 26 heures après.

63° J. FINNEY, 1896,
H. 47 ans.
Après une semaine de maladie.
Interv. après 15 heures. A 30 centim. de valvule, perfor. dont les rebords sont tournés en dedans. Suture en matelas.
Lavage à l'eau salée.
Guérison après otite moyenne, pleurésie sèche, thrombose fémorale, furonculose.

64° GUECKLAWITSCH et WANACH, 1895. — *Jetopice Russk. Chir.*, 1897.
H. 36 ans.
3e semaine. Après hémorrhagie.
Interv. 2 heures après. 2 perfor., l'une arrondie, l'autre allongée.
Résection de 20 centim. d'intestin.
Mort 2 heures après.

65° Gurchlewitsch et Wanach, 1895. — *Jetopice Russk. Chir.*, 1897.
H. 24 ans.
Second septénaire d'une fièvre typhoïde.
Interv. 17 heures après.
Résection de 30 centim. d'intestin, pour ulcérations menaçantes.
Mort 6 jours après.

66° Gurchlewitsch et Wanach, 1895. — *Jetopice Russk. Chir.*, 1897.
H. 19 ans.
Malade depuis 4 semaines. Mélæna.
Interv. 120 heures après. On ne trouve pas la perfor.
Mort.

67° Gurchlewitsch et Wanach, 1895. — *Jetopice Russk. Chir.*, 1897.
H. 37 ans.
Au 14e jour.
Interv. 24 heures après.
Résection de 30 centim. d'intestin pour ulcér. multiples.
Blessure abdominale non fermée.
Mort 8 jours après.

68° Gurchlewitsch et Wanach, 1895. — *Jetopice Russk. Chir.*, 1897.
H. 28 ans.
Au 13e jour.
Interv. 13 heures après.
Résection d'anse perforée.
Mort 3 jours après.

69° Trojanow. — *Jetopice Chir. Russk.*, 1897.
H. 29 ans.
Fièvre depuis 15 jours.
Interv. 16 heures après.
Perfor. à 10 centim de la valvule.
Résection du segment perforé.
Mort 14 heures après.

70° J.-A. Hutchinson. — *Communic. personnelle à* Wil. Keen.
H. 19 ans.
Au 13e jour d'une fièvre typhoïde.
Interv. 13 heures après. Perfor. contiguë à la valvule.
Rebords sains. 2 rangées de sutures Lembert.
Irrigation saline. Drain en verre.
Mort en 10 heures.

71° J.-A. Hutchinson. — *Communic. personnelle à* Wil. Keen.
H. 19 ans.
Au 17e jour.

Interv. 4 heures après l'accident. Une perfor. à 15 centim. Suture. Lavage. Drainage.
Mort 12 heures après.

72° J.-A. Hutchinson. — *Communic. personnelle à* Wil. Keen.
H. 22 ans.
Au 17e jour d'une rechute.
Interv. 20 heures après. Suture d'une perfor. et de 2 plaques suspectes.
Mort 38 heures après. Les sutures ont bien tenu.

73° Kirkpatrick (de Montréal). — *Communication personnelle a* W. Keen.
H. 35 ans.
Début incertain de la dothién.
Interv. dans les 24 heures.
Suture sur 2 rangs d'une perfor. proche de la valvule.
Lavage salin et chaud. Drains en verre. Gaze iodoformée.
Mort 3 jours après.

74° Weir. — *Ann. de chirurgie*, décembre, 1897.
H. 40 ans.
Dans la 3e semaine.
Interv. 12 heures après.
Impossib. de suturer une perfor. friable, à 20 centim. de la valvule. Drainage.
Mort 12 heures après.

75° V.-W. Harrison. — *Nort Carol. med. Journ.*, 5 décembre 1897.
H. 18 ans.
Commencement de la 2e semaine.
Interv. après 2 jours.
Bords parés. 3 rangs de suture.
Lavage salin. Drains en gaze.
Mort en 1/2 heure.

76° Taylor. — *Virginia medic.*, déc. 1897.
H.
En convalescence d'une légère atteinte.
Interv. 48 heures après, environ.
Mort.

77° B. Deaver. — *Journal améric. des Sc. méd.*, 1898.
H. 27 ans.
2e semaine. Séro réact. positive.
Interv. dans les 24 heures.
Perfor. non trouvée. Irrig. Drainage.
Guérison.

78° H.-C. Deaver (relatée par B. Deaver). — *Journal améric. des Sc. méd.*, 1898.
H. 36 ans.
De la 3e semaine.
Interv. après 36 heures.
Mort.

79° Handfort et Anderson. — *Brit. med. Journ.*, 1898.
H. 27 ans.
Le 33e jour d'une attaque légère.
Interv. après 22 h. 1/2. Suture. Pas de drainage.
Guérison.

80° Pickerony Pick (relaté par Rolleston). *Clin. Soc. of Londres*, 1898.
H. 21 ans.
Interv. Suture de perfor. Résect. d'appendice.
Mort le 2e jour.

81° Dr Goodall. — *Même réunion.*
F. 8 ans.
Dans rechute.
Suture.
Mort 4 jours après.

82° J.-B. Deaver. — *Annals of Surgery*, 1898.
F. 23 ans.
Le 21e jour.
Interv. 15 ou 16 heures après. Suture.
Mort après 2 jours 1/2.

83° Woodward. — *Boston med. and surg. Journal*, 1896.
H. 18 ans.
A la fin de la 2e semaine.
Interv. après 9 h. 1/2. Suture.
Mort. Le malade guérit de sa perforation, mais mourut 9 jours après de son infection typhique.
A l'autopsie, péritoine non enflammé.

84° Cushing. — *Bulletins de l'hôpital de J. Hopkins.*
H. 9 ans.
Fin de la 2e semaine.
Interv. Suture d'une perforation.
En 15 jours, 3 laparotomies {
1re perfor.
2e perfor.
Occlusion intestinale par adhérences.
}
Guérison.

85° Cushing. — *Bulletins de l'hôpital de J. Hopkins.*
H. 18 ans.

Dans la 5e semaine.
Interv. Suture de perforation.
Mort en 4 heures.

86e Cushing. — *Bulletins de l'hôpital de J. Hopkins.*
H. 31 ans.
Fin de la 4e semaine.
Interv. Suture.
Mort en 8 heures,

87e Cushing. — *Bulletins de l'hôpital de J. Hopkins.*
H.
Dans le cours d'une fièvre typhoïde.
Interv. On ne trouve pas de perforation. Drainage.
Guérison.

88e Biggers et Campbell. — *British med. Journal*, 1899.
H. 36 ans.
Dans la 3e semaine.
Interv. après 10 heures et demie.
Sutures Lembert sur une perforation.
Mort le 4e jour.

89e Platt. — *Lancet*, 25 février 1899.
H. 37 ans.
Malade depuis une dizaine de jours.
Interv. 22 heures après.
Laparot. droite. Perfor. sur l'iléon.
Bords éversés en dedans et suture.
Guérison, malgré *rechute* de fièvre typhoïde.
(Présenté au *Congrès de Manchester* le 1er février).

90e Platt. — *Lancet*, 25 février 1899.
H. 17 ans.
3e semaine environ de fièvre typh. grave.
Interv. 18 heures après la perforation. Laparot. droite. Sutures Lembert sur l'iléon. Lavage salin. Drainage.
Mort 8 heures et demie après l'intervention.
A l'*autopsie* : sutures avaient tenu, perfor. fermée.

91e Platt. — *Lancet*, 25 février 1899.
H. 22 ans.
Le 20e jour d'une fièvre sérieuse.
Interv. 19 heures après. Laparot. droite. Bords tournés en dedans. Suture Lembert. Lavage salin.
Mort 2 jours après. *Occlusion* sur le côlon. Cette occlusion causa la mort.

92° HERBERT, P. HAWKINS et E.-O. THURSTON, 1899. — *The Lancet*, 1899, p. 1004.
H. 11 ans.
Au 41e jour d'une typhoïde sérieuse.
Interv. le lendemain.
Perfor. à la face antér. du cæcum.
Enfouissement, suture à la Lembert.
Lavage de la cavité abdominale, drainage.
Suites : Le malade présente successivement un phlegmon parotidien, un autre phlegmon, une double otite moyenne, une arthrite purulente du genou.
Guérison après 114 jours de maladie.

93° BARRS. — *Brit. med. Journ.*, 6 mai 1899.
H. 16 ans.
Au 3e septénaire de la typhoïde.
Interv. Suture d'une perforation.
Mort avec survie de huit jours.
A l'*autopsie*, la suture a tenu.

94° PEARSON. — *Brit. med. Journ.*, 6 mai 1899.
H. 14 ans.
Au 16e jour.
Suture d'une perforation.
Guérison après rechute.

C. — Observations.

Observation 35.

(Service de M. le Professeur Chantemesse, bastion 29.)

D..., âgé de 21 ans, étudiant en médecine, entre le 22 décembre, à 7 heures du soir, au bastion 29.

Au début de décembre, vingt-cinq jours avant, en travaillant au laboratoire de pathologie expérimentale, a accidentellement absorbé du bouillon d'Éberth d'une grande virulence.

Le dimanche 17 décembre 1899 après midi, fièvre assez forte et malaise; pas de mal de tête. Ce malaise ne persiste pas. Le mardi suivant, mal de tête assez intense; le malade prend des purgatifs, croyant à un embarras gastrique.

Il n'a présenté ni épistaxis, ni bourdonnement d'oreilles, ni vomissements.

Le jeudi 21 décembre, on constate à la fosse iliaque droite une douleur qui attire l'attention; un médecin appelé en consultation diagnostique : fièvre muqueuse ?

Le samedi 23 décembre, consultation. Le malade est très abattu, un peu oppressé; on trouve un peu de congestion pulmonaire. Pouls, 120. On lui donne un premier bain.

La température avant ce bain est de 40°.

— après — 40°,5.

Rate descendant jusqu'aux fausses côtes.

Le malade est dirigé sur l'hôpital bastion 29, où il arrive le soir, à 7 heures. Il est un peu fatigué par le voyage, le faciès est grippé.

Le 24. État général assez bon.

Pas de prostration.

Pas de céphalée

Le malade cause facilement et sans fatigue.

Le matin, à 8 heures et demie, vomissements bilieux.

Pouls, 112.

Cœur bon, un peu de toux, pas de râles appréciables à l'auscultation.

Ce matin, il a eu une selle diarrhéique brune à 7 heures. Il a la langue blanche.

Une ou deux taches douteuses au niveau de la paroi antérieure de la poitrine.

Urines, 500 c. c. Diazoréaction légère.

Albumine, 0.

Le malade se plaignant de la gorge, on constate à l'examen qu'elle est recouverte d'un léger enduit pultacé sur les deux amygdales et la luette. On fait culture sur sérum et bouillon.

25 décembre. État général bon ; le malade a un peu sommeillé cette nuit. La température reste aux environs de 39°,8.

Hier, avant le bain de 9 heures, on a observé 39° ; mais il faut noter qu'un lavement froid avait été donné par erreur vingt minutes auparavant.

Ce matin, le malade cause facilement sans fatigue, mais il se plaint beaucoup des bains. Pouls, 108.

Cœur bon. Rien à l'auscultation.

Pas de toux. Cependant, à la base du poumon droit on peut percevoir par instants quelques râles secs.

Hier dans l'après-midi, 5 à 6 selles diarrhéiques brunâtres, mais peu abondantes chacune. Dans la nuit deux selles seulement et une autre depuis son lavement.

Sur la langue un enduit gris, blanchâtre, peu épais ; les bords en sont roses.

La gorge s'est détergée depuis hier, l'enduit pultacé des amygdales et du pilier a disparu complètement. Il persiste cependant un très léger enduit blanc translucide sur la face antérieure de la luette, avec encore un peu de rougeur.

Amygdales un peu grosses.

Il n'y a pas eu de nausées depuis hier, mais le malade n'a pas pris plus de un litre et demi de lait.

Sur les parois abdominales il n'y a pas de taches ; mais deux sont douteuses au niveau de la face antérieure de la base du thorax à droite.

Urines, 750 c. c. — Albumine, très léger nuage.

Réaction diazoïque légère comme hier.

A 9 heures, apparition de taches roses sur le flanc droit, ces taches sont apparues entre 7 heures et 9 heures.

Séro-diagnostic positif dès samedi (6e jour).

Le 26. État général bon. Le malade n'a pas mal dormi cette nuit.

Température élevée, 39°,9.

Pouls, 108.

Langue, enduit grisâtre mais pas très épais. Taches rosées en assez grand nombre sur le thorax.

Examen de la gorge : il reste encore un léger enduit blanchâtre sur la luette, le pilier droit et les joues. Quelques pellicules blanches à la partie toute postérieure du palais au-dessus des dernières molaires.

Auscultation. Quelques sifflements et quelques râles humides congestifs à gauche.

Le malade a bu environ deux litres de lait.

Urines, 750 c. c. Diazoréaction légère.

Léger nuage sensible d'albumine.

Deux lavements par jour.

Quelques selles diarrhéiques, peu nombreuses.

Le 27. État général bon. Mais cette nuit, vers 11 heures et demie, violentes douleurs épigastriques qui ont forcé le malade à refuser le bain de minuit. On lui a fait seulement un enveloppement froid de vingt minutes. Puis on place sur le ventre un cataplasme laudanisé qui fait cesser les douleurs et permet de donner le bain de 3 heures.

Ce matin, pouls 116, plus tendu. Cœur bon.

Rien à l'auscultation.

Sur la langue, enduit blanchâtre, rose sur les bords.

Encore un peu d'enduit sur le pilier droit ainsi que sur le palais, de chaque côté au-dessus de la dernière grosse molaire.

Douleurs épigastriques signalées cette nuit.

Dans la journée d'hier un peu de diarrhée ; depuis la crise de cette nuit, trois selles couleur ocre.

Sur la paroi abdominale, apparition de quelques nouvelles taches.

Urines, 750 c. c. Albumine, léger nuage sensible.

Diazoréaction légère.

Gros cristaux d'urates.

La quantité de boissons prise par le malade peut être évaluée à environ trois litres.

Aujourd'hui on place une vessie de glace sur le cœur du malade.

Continuation des enveloppements et bains.

Le 28. L'état général est assez bon ; le malade cause, se préocupe trop de son état et de sa température, croit qu'il a autre chose que la fièvre typhoïde, se tourmentant en particulier des sensations d'empâtement de la bouche.

On trouve seulement une petite ulcération typhique sur la face muqueuse de la lèvre inférieure.

Gorge, rougeur diminuée.

Un dépôt membraneux sur la voûte palatine au-dessus de la grosse molaire.

Le pilier droit est complètement détergé.

Il n'y a pas eu de douleurs épigastriques cette nuit.

Trois selles diarrhéiques très peu abondantes.

Pas de nouvelles taches rosées depuis hier, les premières apparues sont en voie de disparition.

Pouls, 114.

Cœur bon. Battements encore forts, mais moins qu'hier.

Rien à l'auscultation.

Urines, diazoréaction légère.

Albumine, nuarge sensible.

Quantité, 850 grammes environ.

Le malade a bu environ 3 lit. 50 c.

Le 29. État général mauvais.

Faciès grippé, le malade ne se plaint pas de la tête.

Mouvements nerveux continus.

Cette nuit, vers minuit, avant le bain, il a eu un cauchemar, puis du délire. Le malade se défend quand on veut le mettre au bain, qu'il prend cependant.

Malgré le refroidissement des bains, à 16°,18°, le malade ne réagit plus. Après le bain, état subdélirant.

A 3 heures. Après le bain il se plaint de douleurs très vives dans la fosse iliaque droite. Cette douleur persiste ce matin très vive, impossible de palper le ventre. N'a pas vomi, n'a pas eu de nausées, a bu un peu de lait depuis et l'a gardé ; cependant ce matin après avoir bu un peu de café, l'a rejeté quelques minutes après.

Langue un peu plus sèche. L'enduit saburral n'a pas augmenté.

5 selles diarrhéiques, surtout depuis 3 heures du matin.

Le malade a fait deux fois sous lui.

Pas de nouvelles taches.

Pouls rapide, petit, non dicrote 148.

Urines, diazoréaction, légère.

Albuminurie : pas plus que les jours précédents.

Quantité : 1,000 grammes,

Quantité de boissons, environ 3 litres 50.

Le matin : à l'examen de la gorge, on ne constate plus rien.

On met une vessie de glace sur le ventre.

Suppression des bains, remplacés par des enveloppements doubles ou triples, de façon à ne pas trop remuer le malade, on diminue un peu la quantité de boissons.

Injection de caféine (1 gramme).

Potion d'extrait thébaïque, 10 cent. en 24 heures.

2 heures du soir. État général mauvais persistant.

Pouls, 144.

Nausées. Efforts pour vomir.

4 heures du soir. État général toujours alarmant. Pouls 154, petit, filiforme.

Vomissements un peu verts.

État subdélirant, anesthésie presque complète, a eu deux piqûres de caféine depuis midi (50 centig.).

Un quart de lavement laudanisé (25 gouttes) est rejeté immédiatement. Enveloppement et glace toutes les demi-heures.

Cet après-midi, deux selles normales diarrhéiques.

6 heures du soir. Faciès meilleur, le délire a disparu, le malade demande à l'interne ce qu'on pense de son état et dit qu'il ne souffre pas de la tête et que la douleur du ventre a diminué.

Pouls, 136.

Le 30. L'état général va toujours en s'affaiblissant.

Pouls, 144.

État subdélirant.

Langue sèche.

Dans la nuit a eu encore une nausée avec vomissements.

Nez froid.

Facies grippé.

Pas de selles depuis hier 4 heures.

Pas d'hémorrhagie.

Quantité d'urines très amoindrie, 300 grammes, mais le malade n'a bu que 1 litre environ.

Urines. Diazoréaction a disparu complètement.

Albuminurie, comme les jours précédents.

Ventre ballonné, douloureux, dur, à 9 heures, pas d'enveloppement.

L'intervention chirurgicale est décidée. M. le Dr Lejars est appelé. Quand nous examinons le malade à ce moment, nous le trouvons dans un état de prostration complète, abattu, indifférent, poussant des gémissements répétés. L'examen ne laisse aucun doute sur la péritonite ; ballonnement du ventre, météorisme, hyperesthésie, facies, sonorité hépatique, tous les signes sont présents actuellement.

Malgré cette situation vraiment désespérée, M. le Dr Lejars veut tenter un dernier effort. Le malade est endormi, doucement, au chloroforme.

On pratique la *laparotomie médiane ;* à l'ouverture de la cavité péritonéale, il s'échappe une assez grande quantité de liquide séreux, putride fécaloïde. On explore l'intestin grêle vers la fin de l'iléon à 2 ou 3 doigts du cæcum, et sans difficulté, on trouve une perforation de la dimension d'une pièce de 1 franc, un lambeau de tissu sphacélé pend dans la cavité abdominale, les matières s'échappent en abondance par cette perforation. On ne trouve pas d'autres ulcérations, rien sur le reste de l'iléon.

L'appendice amené n'a rien, le doigt fait le tour du cæcum.

Sutures à points séparés ; 6 points sur les parois très friables.

On met un deuxième plan de suture assez facilement (6 nouveaux points).

Lavage à l'eau bouillie, 6 litres, l'eau revient pure, donc probablement, pas d'autres perforations. Drainage.

Pendant l'opération, 300 grammes de sérum.

Après *l'opération, très bien supportée* (à 4 h. et demie) le pouls bat à 150, mais il est plus tendu.

L'état général est meilleur, le *facies moins grippé*. Le *malade, quoiqu'en état de subdélire, a des moments de lucidité*.

Le 30, 6 heures du soir. Température 37°,8.

Malade très agité, délirant.

N'a pas uriné depuis l'opération.

N'a pas rendu de gaz.

Son pansement n'a pas suinté.

9 heures du soir. Température 41°,3.

Délire.
Pupilles dilatées.
Nez pincé, absolument froid.
Respiration de Scheyne-Stockes.
Hoquet.
Contractions tendineuses.
Extrémités refroidies.
10 h. 1/4. Respiration saccadée très ralentie.
10 h. 25. Contracture des muscles de la mâchoire.
10 h. 30. Mort.
Depuis l'opération le malade a reçu 3 litres de sérum sous-cutané.

OBSERVATION 36.

(Bienveillamment communiquée par M. le Dr PEYROT, chirurgien de l'hôpital Lariboisière.)

Pierre Fr..., 24 ans, palefrenier, entre à Lariboisière le 9 janvier, dans le service de M. le Dr Dugué. *Depuis quinze jours environ il se sent fatigué*, mal en train, mais a pu continuer son travail.

Hier matin, 8 janvier, il est pris *brusquement d'une vive douleur dans le flanc droit*. Il a *quelques nausées* dans la journée, mais vomit peu. La douleur, le soir même, *était généralisée à tout l'abdomen*.

Il se fait donc transporter ce matin, à l'hôpital, où il est admis dans le service de M. Dugué, qui nous le renvoie immédiatement, en vue d'une intervention.

A ce moment, le ventre est *modérément ballonné*, mais le météorisme est évident. L'hyperesthésie est généralisée à tout l'abdomen, mais elle est surtout vive dans le flanc droit. Rénitence très nette dans la région de l'appendice. *Facies mauvais* d'un homme profondément infecté. Langue sèche ; pouls, 120. Température, 37,4°.

OPÉRATION. — Aussitôt après l'ouverture de la paroi, il s'écoule un liquide séro-purulent, mêlé de matières fécales, en petite quantité d'ailleurs, et sous forme de petits grumeaux. On tombe de suite, *et sans difficulté*, sur une petite perforation de l'intestin grêle, large de 2 millim. Autour d'elle, l'intestin est rouge, légèrement exulcéré. On amène au dehors l'anse sur laquelle la perforation s'est produite. Cette perforation se trouve environ à 15 centim. de la valvule ; iléo-cæcale. Elle est fermée par quelques points à la Lembert, sur deux plans superposés.

Le cæcum est recherché ; puis l'appendice, qui est trouvé petit, sain, placé complètement derrière le cæcum. Il n'est libre nulle part, mais il est facile de voir qu'il est parfaitement sain. Les anses intestinales voisines sont rouges et revêtues, par places, de fausses membranes. *Une incision* de 10 centim., semblable à celle du côté droit, *est alors pratiquée au niveau de la fosse iliaque gauche*. Là aussi, dès que le péritoine est ouvert, une sérosité très purulente s'écoule. Deux gros tubes à drainage sont, de chaque côté, portés, par les incisions, *jusque dans le fond du petit bassin*, et, en accomplissant cette manœuvre, on constate que celui-ci contient une énorme quantité de pus. De la même façon, deux tubes à droite, et deux tubes à gauche sont placés *jusque dans les fosses lombaires*.

Avec de l'*eau bouillie, on irrigue* par ces tubes la cavité abdominale ; le liquide revient, chassant devant lui le pus par les tubes voisins.

On lave ainsi quelque peu, incomplètement sans doute, les régions drainées. Les incisions *sont laissées complètement ouvertes*, seulement recouvertes de gaze stérilisée humide.

Les suites opératoires sont des plus simples : la fièvre s'élève à peine les jours suivants ; les tubes à drainage sont successivement enlevés ; l'évacuation très large du pus est minutieusement surveillée.

Le malade, guéri sans incidents, part le 28 février pour Vincennes.

Bien que le séro-diagnostic ait été négatif, MM. les Drs Peyrot et Souligoux, se basant sur les commémoratifs de courbature et de lassitude du malade, et d'autre part sur le siège de la perforation, l'intégrité de l'appendice, l'état des anses intestinales voisines, pensent qu'il s'agit très probablement dans ce cas d'une perforation survenue *dans le cours d'un typhus ambulatoire*.

Observation 37.

Péritonite par perforation, dans le cours d'une fièvre typhoïde. Opération. Mort.
(Par M. E. Sacquépée, médecin aide-major au Val-de-Grâce. *Bulletins de la Société anatomique*, mai 1899.)

E..., 23 ans, entra à l'hôpital du Val-de-Grâce dans le service de M. Ferrier, le 13 avril dernier. *Le diagnostic de fièvre typhoïde fut rapidement* posé, et le traitement par les bains froids fut institué à partir du 16 avril. *La maladie durait depuis le 11 avril.*

Cette fièvre typhoïde se présentait, au point de vue clinique, avec tous les caractères classiques et *sous une allure relativement bénigne*. Les voies digestives étaient modérément saburrales; la diarrhée était légère, il n'y avait aucune prédominance symptomatique sur un appareil quelconque. La température était comprise entre 39° et 40° ; le pouls était à 100 par minute. Le régime habituel fut strictement suivi : bouillon, lait, café ; pas d'antithermiques ; pas d'autres médicaments que 0 gr. 20 de benzonaphtol et 0 gr. 50 de salicylate de bismuth en 3 cachets.

Le 19 avril, *vers 6 heures du soir*, le malade ressentit soudainement *une douleur très vive* dans le flanc droit, douleur qui se généralisa en quelques heures dans tout l'abdomen et persista toute la nuit. Il y eut quelques nausées, pas de vomissements. Température, à minuit, 38°,8. En dehors du symptôme douleur, le sujet se plaignait dès le début d'une *très forte envie d'uriner;* le sondage fut pratiqué, il n'y avait pas d'urine dans la vessie.

Le 20, à 8 heures du matin, on constate une *sensibilité excessive* et un *météorisme moyennement accusé de l'abdomen;* les muscles de l'abdomen sont assez fortement tendus ; la palpation est surtout douloureuse dans le flanc droit. *L'état général est profondément altéré, le facies est grippé, la température est tombée à 38°, le pouls est petit et très rapide* (140 par minute).

Devant l'évidence d'une perforation, la laparotomie est pratiquée de suite. Incision dans le flanc droit. Dès l'ouverture de l'abdomen il s'écoule un flot de liquide purulent sans odeur spéciale. A travers l'ouverture de la paroi, on déroule les anses intestinales qui sont réintégrées au fur et à mesure. Un mètre seulement est ainsi examiné; on découvre une *petite perforation capable de recevoir un stylet* qu'on aveugle avec quelques crins de Florence. *Lavage très rapide à l'eau bouillie.*

La mort survint *quelques minutes après l'opération.*

A l'autopsie, le diagnostic de fièvre typhoïde est pleinement confirmé; il existe une série d'ulcérations au niveau des plaques de Peyer, à la partie terminale de l'intestin grêle; la plupart des ulcérations sont petites, mesurant à peine 4 à 6 millim. et elles ont beaucoup plus de tendance à s'étendre en profondeur qu'en surface.

La *perforation est facilement retrouvée :* elle siège à 0 m. 74 de la valvule iléo-cæcale ; sur l'iléon, elle mesure 3 millim. de diamètre.

La suture tenait bien et l'occlusion était complète.

Il n'existe pas d'autre perforation.

Rate très congestionnée et très grosse.

Peu de liquide purulent dans la cavité péritonéale.

Observation 38.

Perforation intestinale dans la fièvre typhoïde. Laparotomie (Par C. Bacaloglu, interne des hôpitaux. Service de M. le Dr Ferret.)

Le nommé S..., âgé de 28 ans, entre à l'hôpital Beaujon le 25 février pour un malaise général, avec de la céphalalgie et de la courbature. Il exerçait la profession de mineur à St-Etienne, et il est venu à Paris pour travailler au Métropolitain.

Il y avait déjà quelques jours avant son entrée à l'hôpital qu'il était mal en train, et qu'il avait commencé à perdre ses forces. Pas de diarrhée, pas d'épistaxis ; légère insomnie, des symptômes négatifs du côté des grands appareils. La température vespérale était de 38°,5, le matin, 38°. Cet état se continue jusqu'au 2 mars ; devant la persistance de la fièvre, on fait le séro-diagnostic et *il est positif*. On avait constaté les jours précédents l'hypermégalie spléuique, et quelques râles sibilants dans la poitrine. Il n'y avait pas de diarrhée, le malade avait une selle journalière grâce au lavement boriqué qu'on lui administrait tous les matins.

Le 3 mars on commence la balnéation froide, suivant la méthode employée dans le service de mon Maître M. Fernet. On prend la température toutes les trois heures ; si elle dépasse 38°,5, on fait prendre au malade un bain froid de 20°, pendant dix minutes à un quart d'heure.

De la sorte, on lui a fait prendre en moyenne de 6 à 8 bains dans les vingt-quatre heures.

La température oscillait entre 38 et 39°,4 (température axillaire). Les urines étaient peu abondantes, rouges, et contenaient des traces d'albumine. Le pouls variait entre 90 et 100.

L'évolution se faisait sans aucune complication. Pourtant il faut signaler vers le quinzième jour de la maladie l'apparition d'un spasme facial gauche intermittent qui donnait à la figure un aspect grimaçant.

Ce spasme a persisté jusqu'à la fin de la maladie. Nous attendons la défervescence, vers le vingt et unième jour, mais elle ne se produit pas. Jusqu'au vingt-huitième jour la température oscille entre 38 et 39°,5, et le malade prend de 4 à 6 bains froids dans les vingt-quatre heures. Le vingt-huitième jour de l'affection (21 mars), le malade accuse une *légère douleur dans le ventre*, qui n'est pas météorisé, mais seulement légèrement sensible sur le trajet des muscles droits.

M. Fernet se demande si le malade ne fait pas un peu de myosite. *Le thermomètre marque 39°,3*. Dans la journée, la douleur abdominale s'accroît, la température monte à 40°,2 vers le soir. Le tympanisme abdominal est très peu marqué, et il survient des vomissements verdâtres, porracés. L'interne de garde appelé dans la nuit prescrit une piqûre de morphine et de la glace sur le ventre. Le matin, à la visite, le thermomètre *marquait 38°5, le pouls était petit, filiforme, 130 par minute*. Le ventre, ballonné légèrement, était extrêmement douloureux.

Le *facies* du malade était *anxieux*, les yeux excavés, encerclés de noir, les sillons naso-labiaux creusés. Une sueur froide lui couvrait la figure ; la respiration, haletante, était à 38 par minute. On considère la situation comme perdue ; mais suivant l'avis de M. Bazy on essaie la seule chance de salut, la laparotomie et la suture intestinale de la perforation qui est certainement créée déjà *depuis vingt-quatre heures*.

Pendant qu'on aseptise la paroi abdominale, et qu'on endort le malade, on injecte dans la veine saphène interne du sérum artificiel, et on fait passer dans le sang à peu près un litre et demi de sérum.

La paroi abdominale ouverte, il s'écoule un léger flot de séro-pus jaunâtre.

Les anses intestinales apparaissent roses, avec de légères fausses membranes au niveau de la fin de l'iléon. En explorant l'intestin on constate *une toute petite perforation*, comme une piqûre d'épingle ; la pression sur l'intestin fait sourdre des gaz et des matières fécales.

On suture cette perforation ; on constate qu'il n'y en a pas d'autre, on lave la cavité péritonéale avec de l'eau bouillie, et on fait la suture de la paroi. Drainage.

Dans l'après-midi, on pratique encore des injections de sérum, de l'éther et de la caféine.

Malgré tout, le malade succombe le soir à 4 heures.

Nous avons pratiqué l'autopsie, et nous avons constaté que la fin de l'iléon était couverte d'ulcérations, profondes, allant quelques-unes jusqu'à la séreuse. Les bords de ces ulcérations, surélevés, étaient pigmentés.

Il n'y avait pas d'autre perforation que celle qui avait été suturée par M. Bazy, et qui se trouvait à 50 centimètres à peu près de la valvule iléo-cæcale. Pas d'ulcération dans le gros intestin ; la *péritonite était généralisée*, mais légère, à peine une vascularisation plus accentuée des anses intestinales, avec des fausses membranes vers la fin de l'intestin grêle. Signalons l'intégrité du cerveau ; une congestion pulmonaire intense, dans les deux lobes inférieurs ; un léger épanchement péricardique, le cœur, les reins, et le foie d'apparence normale. La rate est grosse et diffluente.

En résumé, nous constatons que l'intervention tentée trop tard n'a pas pu sauver le malade et qu'il y a souvent de grandes difficultés pour diagnostiquer la perforation intestinale dans les premières heures de sa production.

Observation 39.

(D'après les renseignements fournis par M. le Dr Souligoux, chirurgien des hôpitaux, et les notes de M. le Dr Le Filliatre.)

Le malade, âgé de 18 ans, se trouvait approximativement au quatrième jour de sa période d'état, avec une marche normale de sa maladie, des températures oscillant entre 38°,5 le matin, et 39° le soir, et d'autre part, un pouls satisfaisant, quand M. le Dr Le Filliâtre, qui le soignait, fut appelé d'urgence près de lui.

Il se plaignait *d'un point très douloureux et localisé dans la fosse iliaque droite*, vers le point de Mac Burney.

L'*hyperesthésie* de la paroi était très vive à ce niveau, il y avait de la *contracture* et de la *défense musculaire ;* la palpation était rendue impossible par cette défense.

A la percussion, sonorité. *Constipation. Rétention d'urine.*

La température rectale est de 41°,3 ; le *pouls est à 140.*

M. le Dr Le Filliâtre, en présence de ces phénomènes abdominaux douloureux, des troubles vésicaux subits, de la modification du facies, devenu franchement péritonéal, et *malgré l'hyperthermie*, peu commune, n'hésite pas à porter le diagnostic de perforation, et envoie d'urgence le malade à l'hospice de Bicêtre. *L'absence d'hypothermie, fait hésiter le diagnostic et reculer l'inter-*

vention, qui n'est pratiquée que *seize heures après l'entrée du malade.* La perforation existait depuis la veille, vers 4 heures.

C'est M. le Dr Souligoux, chirurgien de garde, qui pratiqua l'intervention.

Quand il vit le malade, l'état était des plus graves. On sentait, surtout à droite, rénitence et douleurs. *Pouls petit, filiforme.*

Persuadé que l'intervention était dans ce cas l'ultime ressource, M. le Dr Souligoux n'hésita pas à opérer. *La laparotomie* fut faite à *droite.* Il s'écoula aussitôt une grande quantité de pus et de matières fécales. *La perforation fut trouvée facilement ;* elle siégeait à *15 centimètres environ de la valvule iléo-cæcale ;* ses dimensions étaient celles *d'une pièce de cinquante centimes. Abrasion* des parties friables périphériques. *Trois plans de suture à la Lembert.*

Une *autre incision est pratiquée du côté gauche.* Le pus s'écoule de nouveau.

Enfin, *incision médiane.*

Dans chaque incision, *deux gros tubes à drainage* sont introduits.

Pansement à la gaze stérilisée, injection sous-cutanée *de sérum.*

Le malade, amélioré certainement pendant les premières heures qui suivirent, mourut le lendemain.

Les résultats de l'autopsie ne nous sont pas parvenus.

Observation 40.

(Due à la bienveillance de M. le Dr Souligoux, chirurgien des hôpitaux.)

Un homme, de 40 ans environ, était soigné à la Pitié pour une typhoïde très légère. Subitement, l'après-midi, il ressent *des douleurs très vives dans la fosse iliaque droite*, assez près de la ligne médiane. Rapidement, *les vomissements* apparaissent, et la *défense musculaire se généralise à tout l'abdomen.* La *température est modérée ; le pouls satisfaisant*, quoique un peu rapide.

Le diagnostic de perforation intestinale est posé, et le chirurgien de garde est mandé d'urgence.

C'est donc quelques heures seulement après l'établissement de la perforation que l'intervention est effectuée.

M. le Dr Souligoux fait la *laparotomie latérale droite.*

Une assez grande quantité de pus s'écoule par la plaie, avec abondance de matières fécales. La *perforation est trouvée très aisément ;* elle siège à *30 centim. environ de la valvule ;* ses dimensions sont celles *d'une pièce de 50 centimes.* A partir du cæcum, l'intestin déroulé conduit facilement sur le point perforé. *Résection* du pourtour de la perforation. *Pas de contre-ouverture. Large drainage.* Pansement à la gaze stérilisée.

Amélioration notable pendant deux jours ; puis mort, le troisième jour. L'autopsie n'a pu être faite

Observation 41.

(Obligeamment communiquée par M. le Dr Morestin, chirurgien des hôpitaux.)

Une fillette, de 10 à 12 ans, soignée à l'hôpital Trousseau, dans le service de M. le Dr Lesage, suppléant M. le Dr Variot pendant les vacances de 1899, présente, le dixième jour environ de sa fièvre typhoïde, *une hémorrhagie intestinale assez abondante. Le lendemain matin, tympanisme abdominal, ventre douloureux, nausées, pouls rapide.*

MM. Nattan-Larrier, Grisel et Labbé, internes à l'hôpital Trousseau, voient la petite malade, concluent à une perforation, et mandent le chirurgien de garde.

L'intervention a lieu à 8 heures du soir. La température est très élevée, l'état général mauvais; les vomissements sont incessants, le pouls est extrêmement rapide.

Un peu de chloroforme. Huile camphrée, sérum.

Incision sur le bord externe du muscle droit, ouverture du péritoine.

Il s'écoule une grande quantité de pus mal lié et très fétide.

En suivant l'intestin grêle, à partir du cæcum, *la perforation est facilement trouvée*, à 12 ou 15 centim. de la valvule; 3 ou 4 points de suture la ferment. *Contre-ouverture à gauche.*

Grand lavage à l'eau bouillie. Drainage. La plaie abdominale n'est pas fermée.

Le lendemain, 26 juillet, à 7 heures du matin, l'état général dépasse toutes les prévisions ; notre collègue Nattan *trouve l'enfant jouant sur son lit ; facies très bon, pouls régulier*, mais encore dépressible. Le soir, sensibilité abdominale ; pilules d'opium.

Le 27. L'état général reste bon. On continue l'opium et la glace intus et extra. Pouls : 150.

500 à 600 gr. de sérum sont injectés quotidiennement.

Le 29. Quelques nausées, mais pouls satisfaisant.

L'état reste bon *pendant quinze jours encore ;* mais l'enfant, qui malgré cette amélioration très notable continuait sa fièvre typhoïde, fut prise de nouveaux accidents abdominaux qui déterminèrent une mort rapide.

L'autopsie montra la présence d'*une nouvelle perforation*, et la guérison parfaite de la lésion suturée.

M. le Dr Morestin, en résumant cette observation à la *Société anatomique*, se déclare partisan de l'intervention, « en général simple et rapide », et que les notions anatomo-pathologiques rendent d'ordinaire facile.

Observation 42.

Péritonite typhique par perforation. Laparotomie et sutures intestinales. Mort. (Par M. Le Dr E. Boinet, agrégé, médecin des hôpitaux, professeur à l'École de médecine de Marseille. *Archives générales de Médecine*, novembre 1899.)

Sattanico, Italien, âgé de 31 ans, exerçant la profession de journalier, entre le 16 septembre 1899 à l'hôpital de la Conception, avec tous les signes classiques d'une fièvre typhoïde à la période d'état. Il raconte qu'il est malade depuis une dizaine de jours et qu'il a eu des épistaxis légères six jours avant. Depuis le début de sa maladie il a de la diarrhée, sans vomissements et il accuse une grande faiblesse avec prostration marquée. A son entrée, on trouve qu'une légère pression exercée dans la fosse iliaque droite, réveille de la douleur. On ne sent pas de gargouillement. Les taches rosées lenticulaires font défaut. La température est de 39°,4. Le traitement consiste en lotions vinaigrées toutes les 3 heures, quinine 1gr., benzonaphtol 1gr., potion à l'extrait mou de quinquina, 4 grammes.

Le 17 au soir, la température atteint 40°,2. Des bains froids à 25° en moyenne sont administrés toutes les 3 heures. Le 18, la température vespérale tombe à 39°,6. Le bain n'entraîne qu'une chute de température de 4 dixièmes ; à 6 heures elle est de 7 dixièmes et à 9 heures de 3 dixièmes seulement. La température tombe à 38°,9 vers minuit et a 38°,4 le 19 vers 6 heures du matin. Les bains sont suspendus et ne sont repris que lorsque le thermomètre atteint 39°. L'importance clinique que certains auteurs ont accordée aux variations de la température comme indice de la perforation intestinale dans le cours de la fièvre typhoïde nous engage à relater ici soigneusement les résultats thermométriques.

Le 19 et le 20 la température descend le matin au-desus de 38°, le 21 elle oscille aux environ de 39°. Le 22, le thermomètre remonte à 40°,2 vers 9 heures du matin. Le malade se plaint d'une constipation rebelle que deux lavements quotidiens ne font pas cesser.

A 10 heures, il prend 15 grammes de ricin.

Vers 11 heures, *il accuse de vives douleurs abdominales* localisées dans la région hypogastrique et dans la fosse iliaque droite. A midi, c'est-à-dire une heure après la manifestation clinique de la perforation intestinale, la température était à 39°,8, *elle n'avait baissé que de 4 dixièmes*, elle descendait à 39°,5 sous l'influence d'un bain. A 3 heures de l'après-midi on est obligé de le sonder. Dans la soirée, les douleurs abdominales sont très vives, mais le ventre n'est pas ballonné. Le pouls est assez plein. A 6 heures la température était tombée à 38°,8. Le dernier bain est pris à 9 heures du soir.

Le 23, la température était de 38°7, à 6 heures du matin, elle s'élevait à 39°,6 à 9 heures du matin. A ce moment, l'état général est grave. *Le ventre est tendu, météorisé, très douloureux* à la pression, surtout au niveau de la fosse iliaque droite, *les parois abdominales sont dures, contracturées*, elles sont le siège d'*une défense musculaire énergique*, elles présentent une résistance presque ligneuse qui est plus accusée au niveau de l'hypochondre droit. *Le pouls est mou, faible, filiforme, très dépressible.* Les battements cardiaques sont obscurs, mal frappés. La respiration est bien superficielle, anhélante, précipitée, diaphragmatique. Cette *dyspnée* si prononcée ne peut être rattachée entièrement à des lésions congestives qui ne suffiraient pas à l'expliquer. *Les pupilles sont dilatées* et ne réagissent pas à la lumière. Les lèvres sont légèrement cyanosées, le *faciès est abdominal*. La *rétention d'urine* persiste. Les *nausées* sont fréquentes depuis la veille au soir, mais aucun vomissement ne s'est encore produit. Le diagnostic de péritonite suraiguë consécutive à une perforation intestinale s'impose. Nos collègues les Drs Coste et Huyette estiment avec nous que l'intervention chirurgicale doit être tentée d'urgence, malgré la gravité de l'état général et l'existence d'une péritonite septique suraiguë. C'était la dernière chance de salut qui restait à ce malade.

Opération. — Anesthésie par le chloroforme. Les premiers vomissements se produisent à ce moment ; ils sont jaunes, comparables à des œufs brouillés sans odeur fécaloïde ; ils se renouvellent 8 à 10 fois.

Le Dr Pluyette fait une *laparotomie médiane* le 23, à 10 heures du matin. Un flot de liquide sanieux purulent s'écoule à l'ouverture du péritoine. Les anses intestinales météorisées s'échappent par la plaie : elles sont rouges, très vascularisées, recouvertes de fausses membranes purulentes ; certaines sont accolées entre elles. Nous trouvons dans la fosse iliaque droite, *à peu de distance du cæcum, à la surface de l'intestin grêle, une petite perforation de 6 millim. de diamètre.* Les bords sont réguliers, peu déchiquetés, noirâtres. Cette petite zone de sphacèle a 4 millim. de largeur environ ; elle forme un liséré régulier autour de cette perforation qui était restée béante. Il n'existait sur ce point aucune fausse membrane, aucun accolement avec les anses voisines. A *deux centim. de cette perforation*, placée à l'opposite de l'insertion du mésentère, on constate *une plaque ulcérée* qui réduit, à ce niveau, l'épaisseur de l'intestin au feuillet péritonéal.

La perforation est oblitérée au moyen de *sutures en bourse* et *séro-séreuses* elles ont bien tenu et ont empêché toute nouvelle issue de liquide stercoral.

Plusieurs litres d'eau bouillie contenant 7 gr. de NaCl par litre servent à *laver le péritoine* que l'on débarrasse de toute la sanie purulente qu'il contenait. La rentrée des masses intestinales éviscérées hors de la cavité abdominale est difficile.

Les vomissements jaunâtres, bilieux, persistent ; les pupilles sont très contractées, la dypsnée est vive, le pouls filiforme. Malgré les injections de caféine, de sérum artificiel, le malade meurt *quatre heures après l'opération.*

Autopsie. — L'abdomen est distendu. Il contient un liquide sanieux ; des fausses membranes purulentes recouvrent et accolent les anses intestinales qui sont rouges, dépolies, vascularisées, météorisées. On remarque en un mot toutes les lésions d'une péritonite septique suraiguë généralisée qui n'a été modifiée, en aucune façon, par l'irrigation intra-péritonéale pratiquée vers la fin de l'opération.

Les sutures intestinales ont bien tenu, *un commencement d'accolement séro-séreux existait déjà.* On constate une huitaine d'ulcérations profondes sur la portion de l'intestin grêle située au-dessus de la perforation; deux larges plaques de Peyer sont tellement ulcérées que l'intestin est à peu près réduit, sur ces points, à la couche péritonéale. La rate est volumineuse, molle; les reins sont gros, parsemés de taches jaunâtres; ils offrent un aspect bigarré.

Des zones de congestions alternent avec des portions jaune pâle de substance rénale. Le foie a une coloration marron sale.

Les poumons présentent des adhérences pleurales étendues et une forte congestion au niveau de leurs bases et de leurs bords postérieurs.

Le *cœur* paraît normal.

Observation 43.

(Obligeamment communiquée par notre collègue Herrenschmidt, de l'hôpital Trousseau.)

R..., Germaine, âgée de 11 ans et demi, entrée le 25 septembre 1899, salle Blache, lit n° 3.

Parents bien portants. Trois enfants sont bien portants; une sœur aînée est actuellement en convalescence de fièvre typhoïde à Aubervilliers; une sœur plus jeune entre en même temps que la petite malade salle Blache, n° 14.

Malade depuis huit jours.

Céphalalgie. Epistaxis. Fièvre.

Pas de diarrhée, pas de vomissements.

Le 25 septembre. Langue très chargée. Agitation. Gorge rouge. Un point pultacé dans une crypte amygdalienne à droite.

Ventre souple, non douloureux; gargouillement fosse iliaque droite. Rate augmentée de volume. Pas de taches. Pas de selle, sinon avec les lavements.

Bronchite légère. Cœur normal. Pouls, 124.

Malgré la purge (15 gr. de sulfate de magnésie), langue toujours très sale.

Le 26. Pas de diarrhée, pas de taches. Pouls, 125.

Pas d'albumine.

Le diagnostic de dothiénenterie n'est pas absolument certain; mais, étant le plus vraisemblable, on applique le traitement ordinaire, avec un gargarisme salicylé.

Sommet droit suspect à la percussion. Rien à l'auscultation.

Le 27. La matité splénique mesure 7 cent.

La bronchite a presque disparu.

Diarrhée sans les lavements.

Le 28. Huit selles jaunes, fétides, très liquides.

Le 29. A 6 heures du matin, l'interne de garde est appelé. *La malade* a 38° et des *signes de péritonite*. Pouls 150.

A 9 heures. *Température 37°,6*. La malade est agitée par moments et pousse *des cris*, lorsque survient *une crise douloureuse*, puis retombe dans le *collapsus*.

Facies grippé, yeux excavés, nez pincé. Langue sèche, couverte d'un enduit blanchâtre. N'a eu aucun vomissement mais dit avoir eu *du hoquet* dans la nuit. Elle a eu 7 ou 8 selles diarrhéiques dans la première moitié de la nuit, à minuit, les douleurs abdominales se sont montrées revenant par accès, et espacées. Depuis un moment, constipation ; par contre, la malade a uriné (pas d'albumine.

Ventre légèrement ballonné, paroi tendue. Palpation douloureuse partout.

A droite, la douleur est peut-être plus vive, la défense de la paroi plus grande.

Pouls petit, 160.

A la visite M. Barbier croit également à une perforation. M. Rieffel, appelé en consultation, se range au même avis, mais l'opération est différée, le consentement des parents étant indispensable.

A 2 heures, le chirurgien de garde est appelé. M. Legueu arrive à 4 heures et opère à 4 h. et demi.

Dans l'intervalle, la malade a eu 50 centim. cubes de sérum actif, une injection de caféine, une friction légère de pommade grise sur le ventre, de la glace en permanence sur l'abdomen, des boules d'eau chaude aux pieds.

L'aspect de la malade est le même. Le pouls a la même fréquence, 160, mais est filiforme, presque imperceptible au poignet. Elle a eu une selle diarrhéique jaune.

Opération. — Incision médiane sous-ombilicale de 8 millim. environ. Les anses grêles apparaissent congestionnées en même temps qu'un liquide louche, floconneux, mais pas très abondant s'échappe au dehors.

M. Legueu recherche le cæcum ; partant de là, il dévide l'intestin grêle qui est à peu près uniformément rouge sombre. De ci, de là des amorces blanchâtres de fausses membranes sur le péritoine viscéral.

A 15 centim. du cæcum environ, apparait *une perforation cratériforme* entourée de fausses membranes blanc grisâtre. Elle est immédiatement fermée par *enfonissement* (Lembert), une double ligne de points séro-séreux au catgut fin étant serrés par-dessus la perforation.

Ensuite M. Legueu encapuchonne cette première suture à l'aide de l'épiploon qu'il maintient au-dessus par une double rangée de points séro-épiploïques.

Lavage du péritoine avec eau bouillie, gros drain double avec mèches de gaze stérile.

Suture avec crins de Florence. Pas de contre-ouverture.

Agitation. Le pouls se remonte un peu grâce au sérum, à la caféine. Excitation cérébrale. Mort vers 1 heure du matin, rapidement.

Autopsie. — La perforation était unique ; M. Jouon ne découvrit aucune lésion en dehors des lésions congestives et ulcératives habituelles. Quelques adhérences péritonéales, surtout à gauche.

Observation 44.

Résection d'un diverticule de Meckel atteint de perforation dans le cours d'une fièvre typhoïde. (Par MM. Ed. Boinet, agrégé, médecin des hôpitaux, professeur à l'École de médecine, et Ed. Delanglade, professeur suppléant à l'École de médecine de Marseille.) *Archives générales de Médecine*, octobre 1899.

Marie Bro..., italienne, âgée de 35 ans, jouissant d'une bonne santé habituelle, est prise, le 25 septembre 1898, de lassitude, de malaise, de céphalalgie ; elle peut néanmoins continuer à allaiter son enfant jusqu'au 28. Ce jour-là, les symptômes de la période prodromique augmentent d'intensité, des épistaxis se produisent, une diarrhée assez abondante se déclare. La malade est obligée de s'aliter ; elle entre le 3 octobre 1898 à l'Hôtel-Dieu, salle Sainte-Élisabeth, lit 27. Elle présente tous les signes caractéristiques d'une fièvre typhoïde de moyenne intensité (taches rosées lenticulaires, épistaxis, diarrhée, douleur à la pression et gargouillement dans la fosse iliaque droite, augmentation de volume de la rate, légère congestion pulmonaire, température à 39°).

La nuit suivante, elle éprouve *subitement de violentes douleurs* dans le bas-ventre ; elle ne cesse de gémir, elle ne peut plus supporter le poids des couvertures. Le 4 octobre, à la visite du matin, l'état s'est considérablement aggravé. La malade se plaint de *douleurs atroces dans l'abdomen* ; elle pousse constamment des cris ; ses gémissements incessants l'empêchent de répondre.

Le faciès révèle une infection profonde ; *il est légèrement grippé, à peine péritonéal*. Le lobule du nez est frais, les mains et les pieds restent chauds. La langue est encore humide : il n'existe ni hoquet, ni vomissements. *Le pouls, assez plein et bien frappé, est à 100 ; la température axillaire ne dépasse pas 38°,9.* A aucun moment, nous n'avons noté *ni hyperthermie marquée, ni chute brusque de température.* L'abdomen médiocrement météorisé est plus développé sur une zone qui commence à trois travers de doigt au-dessus de l'ombilic, s'arrête un peu au-dessus du pubis, atteint en dehors l'épine iliaque antéro-supérieure et se perd en dedans d'une façon plus diffuse. Cette partie du ventre est la plus douloureuse à la palpation, même superficielle. La paroi y présente une résistance particulière.

Sur l'ensemble de ces signes, nous concluons à une perforation typhique au niveau d'une plaque de Peyer ulcérée, et la laparotomie est pratiquée sur le-champ, c'est-à-dire une *douzaine d'heures*, au plus, après la première manifestation de ces accidents péritonéaux.

Opération. — *Éthérisation. Laparotomie ombilicale.* Dès l'ouverture du ventre s'écoule une assez grande quantité de liquide louche, jaune sale, purulent, sans odeur fécaloïde. La surface des anses intestinales distendues et météorisées est dépolie, rouge vif; elle est sillonnée de nombreuses arborisations vasculaires, et recouverte de fausses membranes fibrino-purulentes. La masse intestinale est fortement poussée par les mouvements expiratoires.

Deux fils de soie sont passés à travers le mésentère, contre la première anse intestinale qui se présente, et repérés par les pinces de modèles différents. Le premier segment de l'intestin déroulé à partir du premier fil conduit sur le duodénum, reconnaissable à sa fixité et surtout au muscle de Treitz; il n'offre aucune trace de perforation. En dévidant l'intestin à partir du douzième fil, on arrive sur *un diverticule de Meckel* aussi large que les anses intestinales voisines et long de 10 centim. environ. *Son sommet conique* médiocrement acuminé *est le siège d'une perforation mesurant de quatre à cinq millim.* par laquelle des matières fécales jaunes, très liquides, s'écoulent en un mince jet continu. La palpation de l'extrémité du diverticule montre qu'il est induré, épaissi sur une hauteur de trois centim.; sa base est, au contraire, souple; elle s'abouche largement et perpendiculairement sur une anse intestinale normale.

La cavité abdominale étant soigneusement protégée par les compresses, un clamp est placé sur le diverticule à deux centim. environ de l'intestin et le *segment sous-jacent est réséqué.* On passe, perpendiculairement au clamp, neuf points séparés, au catgut fin; tous les fils cheminent de chaque côté sous la sous-muqueuse sur plus d'un centim. Pendant qu'un aide oblitère avec les mains les segments intestinaux situés en amont et en aval, on enlève le clamp et on serre rapidement les sutures. Ils ne se produit aucune issue de gaz ou de matières. Complétant le dévidement des anses intestinales, on trouve à l'union du cæcum et de l'appendice vermiculaire une plaque de Peyer très infiltrée, mais non perforée. *Il n'existe pas d'autres perforations.* Au fur et à mesure que les anses intestinales sont déroulées, elles sont débarrassées de leurs exudats fibrino-purulents avec des compresses stérilisées par ébullition dans une solution de biiodure de mercure à 1/1 p. 1000 et bien exprimées, puis elles sont réduites immédiatement. *La cavité péritonéale est essuyée avec soin, mais aucun grand lavage n'est pratiqué. Tamponnement à la Mikulicz.* Sutures de la paroi sur un seul plan qui comprend toute son épaisseur. L'opération a duré *vingt-cinq minutes* du premier coup de bistouri à la suture de la paroi. Le réveil est facile. Immédiatement après l'intervention et dans le courant de l'après-midi, on injecte sous la peau deux litres et demi de sérum artificiel.

Les symptômes de péritonite septique suraiguë ne s'atténuent pas

A 6 heures du soir, la température est à 39°, le pouls est filant, petit, on compte 150 pulsations; les mains, les pieds, le visage sont bleuâtres et froids; des vomissements de couleur verdâtre ont lieu incessamment sans répit. La malade meurt à 3 heures du matin, c'est-à-dire seize heures après l'intervention chirurgicale.

Autopsie. — Elle est faite 30 heures après la mort. On constate des sugillations sur les parties déclives du tronc ; le météorisme abdominal est considérable. Un *commencement d'accolement cicatriciel* existe au niveau des sutures de la paroi abdominale. Une petite quantité de liquide louche, sale, purulent s'écoule à l'ouverture de l'abdomen, les anses intestinales sont distendues, rouge vif, leur surface péritonéale est sillonnée d'arborisations vasculaires parsemées de fausses membranes et de placards de pus. On constate en un mot toutes les lésions classiques de la péritonite purulente suraiguë. La muqueuse du dernier pied de l'intestin grêle est couverte de plaques de Peyer ulcérées, elles sont moins nombreuses dans les autres portions de l'iléon. La plaque de Peyer, qui a été sentie pendant l'opération au niveau de la jonction du cæcum avec l'appendice vermiculaire, est profondément ulcérée. La rate est volumineuse, congestionnée, le foie graisseux. Les poumons sont splénisés, leurs bords postérieurs et leur base sont parsemés de sugillations, leur section ne donne issue qu'à une petite quantité de sérosité spumeuse, sanguinolente, leur coupe est rouge noirâtre. Le cœur est mou, avachi, feuille morte.

Nous avons examiné tout particulièrement l'état des *sutures intestinales* faites sur un seul plan. *Elles ont bien tenu* et n'ont laissé transsuder aucune parcelle du contenu intestinal.

On constate, que du côté du péritoine, elles oblitèrent absolument l'intestin ; la ligne de réunion, parallèle à l'axe, ne laisse filtrer aucune goutte de liquide. Vue par l'intérieur de l'anse intestinale, la muqueuse forme une saillie longitudinale mesurant un centim. de hauteur environ et ne rétrécissant pas le calibre de l'intestin.

Examen histologique. — Le *microscope* montre au niveau des surfaces d'affrontement une abondante infiltration de cellules embryonnaires, disposées en couches parallèles et fortement colorées par le picro-carmin, l'hématoxyline, etc. Il existe donc un commencement d'accolement, de cicatrisation. Les fils de catgut ont bien tenu, ils ne sont pas en voie de résorption, ils sont entourés d'une couche de cellules embryonnaires. Les anses de catgut qui cheminent dans l'épaisseur de la couche musculeuse ont subi un léger gonflement.

Il existe quelques foyers hémorrhagiques dans les mailles de la sous-muqueuse. Les vaisseaux sanguins sont fortement dilatés, des anses et des traînées de cellules embryonnaires sont disséminées dans toutes les tuniques La menbrane muqueuse présente les altérations habituelles de la fièvre typhoïde. Les plaques de Peyer sont ulcérées, les villosités intestinales ont disparu par places ; sur d'autres points, elles sont abrasées, atrophiées. Les follicules clos sont infiltrés de cellules embryonnaires et ulcérés ; l'un d'eux est perforé, *il occupe le sommet du diverticulum de Meckel. C'est à son niveau que s'est produite la perforation qui a déterminé cette péritonite mortelle.*

L'étude histologique des coupes en série, provenant de l'extrémité de ce diverticule, a donné les résultats suivants :

La perforation est petite, irrégulière, à bords peu déchiquetés, bien nets, ils sont infiltrés d'une abondante prolifération de cellules embryonnaires ainsi que de globules de pus ; sur certains points, on note quelques petits foyers hémorrhagiques, les vaisseaux sont dilatés, gorgés de globules, le péritoine est recouvert d'une couche assez épaisse de fausses membranes fibrino-purulentes coiffant comme une calotte le sommet perforé du diverticulum.

En résumé, la perforation s'est produite *au niveau d'un follicule clos dans la période d'état d'une fièvre typhoïde*, un seul plan de suture a suffi pour empêcher toute issue du contenu intestinal ; il existait au bout de seize heures un commencement d'accolement cicatriciel, le malade a succombé aux progrès non interrompus de cette péritonite septique suraiguë.

Observation 45.

Péritonite généralisée par perforation d'un diverticule de Meckel, dans la convalescence d'une fièvre typhoïde. Occlusion intestinale. Double laparotomie. Guérison. (Due à l'obligeance de M. le Dr Heurteaux (de Nantes) et de MM. les Drs Waquet et Duliscouet (de Lorient).

Jeune garçon de 10 ans, habitant Lorient (Jean D...).

Début de fièvre typhoïde le 19 février 1898. La maladie, assez bénigne, évolue d'une façon régulière.

Pendant la convalescence, le 24 mars au soir (35e jour après le début de la maladie), *douleur vive, soudaine*, dans la fosse iliaque droite, *arrachant des cris au petit malade* ; quelques heures après, fièvre, *vomissements alimentaires d'abord*, puis *muqueux* et enfin *porracés*.

Le lendemain 25 mars, un peu d'amélioration apparente.

Le 26, la *douleur se généralise*, le *ventre est ballonné, les vomissements se multiplient*.

M. le Dr Heurtaux appelé par dépêche, voit le malade le 27 mars. Le ventre est très gonflé, tendu, sensible à la moindre pression, surtout au niveau des deux fosses iliaques ; la sensibilité est plus vive à gauche, bien que le début de la douleur se soit fait sentir à droite. L'enfant est abattu, pâle ; *le pouls fréquent et faible*.

On diagnostique une perforation intestinale ayant déterminé une péritonite généralisée, et l'opération est pratiquée sur-le-champ.

A la partie moyenne de la fosse iliaque droite, incision de 10 à 12 centim. On tombe *presque immédiatement* sur la perforation que décèlent une petite collection de pus, non limitée par des adhérences, et la présence d'un peu de matière intestinale jaunâtre. Cette perforation, large de 4 à 5 millim., s'est faite *dans un diverticule de Meckel* gros comme l'index, d'une longueur de 4 à 5 centim., situé à environ 30 centim. de la région iléo-cæcale. La perforation siégeait à peu près aux deux tiers de la longueur du diverticule. En comprimant légèrement celui-ci, on voit sortir par la perforation un peu de matière jaune intestinale.

La perforation est fermée *à l'aide de trois points de suture de Lembert à la soie*. Au moment de la constriction, deux des fils produisent un peu d'éraillure du tissu de l'intestin ; cependant leur solidité paraît suffisante.

Du côté de la fosse iliaque gauche, même incision, un peu moins longue cependant. Par cette plaie il s'écoule beaucoup plus de pus qu'il n'en est venu à droite.

Lavage du péritoine avec 8 ou 10 litres d'eau à la température de 40°, stérilisée et tenant en dissolution du chlorure de sodium pur, dans la proportion de 7 p. 1000.

Un gros drain est mis de chaque côté ; la paroi abdominale est suturée par étages.

Pendant les trente heures qui ont suivi, plus de vomissements, pas de fièvre ; l'enfant se sent soulagé ; le ventre n'est plus sensible à la pression.

Puis surviennent des signes *d'occlusion intestinale :* vomissements continus, ventre très distendu, anses visibles, facies grippé, pouls filiforme, état très alarmant ; l'obstacle paraît siéger dans la région comprise entre l'ombilic et l'estomac.

Dans la nuit du 31 mars au 1er avril, M. le Dr Waquet, de Lorient, fait la *laparotomie médiane à la partie supérieure de l'abdomen ;* il ne trouve pas de pus, mais de *simples adhérences intestinales* en surface et sans brides, le péritoine viscéral est injecté. L'intestin est dévidé, les anses s'aplatissent. Lavage à l'eau salée chaude. Trois heures après, débâcle très abondante et cessation définitive des vomissements.

Mais dans les jours qui ont suivi, les plaies se sont rouvertes, ont suppuré, et la convalescence a duré près de trois mois.

En septembre 1899, l'enfant *est aussi bien que possible ;* il digère parfaitement et ne se plaint *jamais de l'intestin. Il porte seulement* une ceinture abdominale.

Observation 46.

Perforations typhiques siégeant sur le côlon transverse. Péritonite circonscrite, devenue généralisée. Laparotomie. Mort. (Communication de M. Caloa, interne des hôpitaux, à la *Société anatomique. Bulletins* de juin 1900.)

Pierre L..., 17 ans, entre à l'Hôtel-Dieu, le 23 avril 1900.

Il présente à ce moment des signes qui se rapportent à une fièvre typhoïde évoluant depuis huit ou dix jours.

Le diagnostic se confirme les jours suivants.

La maladie évolua avec température très élevée, symptômes abdominaux (douleurs, selles diarrhéiques).

Abattement profond, adynamie, dicrotisme du pouls.

Les taches rosées parurent le 17 avril.

Le 1er mai, le ventre devient un peu dur, tendu. Le malade ne vomit pas.

Il y eut ensuite une période de quelques jours avec agitation. Surtout délire marqué le 4 mai. Incontinence des matières.

Le 9, *soudain la température tomba à 37°.*

Le soir, le malade était agité, *ventre dur*, maigreur extrême. Pas de vomissements. La température est remontée à 39°,2.

Le 11, ventre dur, *ballonné*, douleurs dans le bas-ventre.

Pouls rapide 115, traits excavés. État adynamique très marqué. Respiration à type supérieur (diaphragme immobilisé).

Le 12, la température *s'abaissa soudain de 39°,5 à 37°,6. Traits grippés*, ventre tendu comme un tambour. Adynamie profonde. Pas de vomissements. *Pouls 150.* Œdème de la paroi abdominale.

Le diagnostic fait : péritonite par perforation, est fondé sur l'abaissement de la température et l'aggravation des symptômes généraux.

Un chirurgien appelé confirma le diagnostic.

Opération — Laparotomie médiane ; on ne trouve pas de perforation sur l'intestin qui présente les lésions classiques de la fièvre typhoïde. Il y a de la vascularisation des anses, de la fibrine dans le péritoine en petite quantité et beaucoup de gaz.

Une plaque sphacélée est enfouie à la soie fine. Drainage, larges sutures.

Le malade succomba le lendemain 13, dans l'après-midi.

Autopsie. — On trouva sur l'iléon les lésions caractéristiques de la fièvre typhoïde. Beaucoup de plaques de Peyer étaient d'ailleurs en voie de guérison. Les lésions étaient encore très accentuées au voisinage du cæcum, l'appendice n'avait rien.

En relevant le foie, on voyait un clapier purulent, ancien déjà, large de trois doigts, limité par la face antérieure du lobe droit et par le côlon transverse. Ce clapier contenait du pus, limité par d'épaisses fausses membranes.

Le côlon transverse enlevé a montré *deux perforations* qui faisaient communiquer sa cavité avec le clapier sous-hépatique. Il s'agit de perforations d'ulcérations de follicules clos, tout autour on voit d'autres follicules ulcérés, mais les ulcérations sont presque guéries.

M. Célos ajoute les réflexions suivantes :

Les perforations du côlon ont donc amené *une péritonite circonscrite* qui s'est traduite par les symptômes constatés le 9 mai. Cette péritonite s'est propagée à la grande cavité péritonéale et *a déterminé la péritonite généralisée* à laquelle la malade a succombé.

On peut constater à l'autopsie que le côlon était refoulé par distension des anses dans les fausses côtes à droite. La disparition de la matité hépatique qui avait servi à étayer le diagnostic de perforation intestinale était donc liée à cette interposition du côlon entre la paroi et le foie.

Cette observation nous a semblé intéressante par l'évolution clinique de la maladie. On peut dire qu'il a existé depuis le 1er mai des signes de péritonite. Le siège exceptionnel des lésions rendait leur recherche impossible, au point de vue opératoire, étant donné l'état très grave du malade.

D. — Légitimité et indications de l'intervention.

En présence de ces résultats, qui élèvent à 23 p. 100 la guérison post-opératoire de la perforation typhique, et doivent être opposés au 95 p. 100 de mortalité dont parle Murchison pour la perforation non traitée, il nous semble que l'intervention chirurgicale est dûment légitimée.

Le fait que le pronostic fatal d'une part, sans l'opération, devient de jour en jour meilleur avec la notion de précocité de l'intervention et les perfectionnements de la technique, — constitue la première indication. Il nous semble qu'en présence des résultats acquis, le médecin n'a pas le droit, dans une situation désespérée, de refuser au patient les bénéfices possibles de l'intervention chirurgicale. C'est vraiment dans de tels cas que l'association d'un bon clinicien et d'un habile opérateur peut sauver un moribond.

L'unicité habituelle des lésions, leur multiplicité rare, notion que l'anatomie pathologique nous a fournie, constituent assurément un encouragement. Les cas malheureux de MM. Routier et Brun ne sont pas fréquents, il faut le bien savoir, et la production de perforations nouvelles, au milieu d'une guérison qui s'installe, ne forme très heureusement que la minorité des faits.

Le *point perforé est facilement trouvé* ; c'est une notion importante que nous apporte la statistique.

Si, dans 8 de nos 94 cas, la perforation ne put être reconnue, dans tous les autres elle le fut aisément, et de nombreuses observations relatent cette facilité.

Le siège approximatif de la perforation est connu : c'est sur la dernière portion de l'iléon, quelquefois au niveau du cæcum, assez fréquemment aux dépens de l'appendice, que se produit la rupture. La main du chirurgien n'a donc pas à s'égarer dans la cavité abdominale : c'est dans la fosse iliaque droite, en une région bien localisée, que doivent porter les recherches.

L'accolement précoce des tissus, l'occlusion de l'orifice constatée bien souvent quelques heures seulement après l'intervention (11 heures dans le cas de M. Boinet) sont également en faveur de l'acte chirurgical. Dans un seul de nos cas (n° 48) on constata, à l'autopsie, la nécrose des sutures.

Et qu'on ne vienne pas invoquer ici la gravité d'une intervention chirurgicale pratiquée en plein état infectieux du sujet ; il s'agit, nous l'avons dit déjà, d'une situation désespérée, et, tant que le collapsus n'est pas absolu, tant que le malade n'est pas à l'agonie, on a le droit et le devoir d'intervenir. C'est ici la règle, comme dans toute péritonite généralisée.

Quelques erreurs se produiront peut-être en intervenant dès le début : c'est l'objection que ne manqueront pas de faire les adversaires de l'intervention. Nous leur répondrons seulement que la faute a déjà été commise, et que, *dans aucun cas*, cette laparotomie blanche n'a donné de résultats fâcheux.

Une erreur de ce genre ne condamnera donc pas le malade : si elle est toujours regrettable, du moins ne cause-t-elle pas un préjudice sérieux.

Sans doute, les résultats ne sont encore que médiocres ; le nombre des décès reste élevé, mais, si nous serrons d'un peu près la statistique, nous voyons qu'à côté des guérisons, il survient dans un grand nombre de cas, une *amélioration manifeste*. Chez le malade qu'il nous fut donné de suivre, nous voyons, dans les premières heures, le pouls se relever, le facies s'éclairer, le sujet, prostré avant l'opération, s'intéresser à ce qui l'entoure et converser sans délire. Pas le moindre choc, une amélioration notable.

La *survie* est signalée dans 20 cas de notre statistique ; elle s'étend de 2 jours à 45 jours. Une double pneumonie enlève peut-être le nº 55, au 3e jour, l'intensité de l'infection cause peut-être seule la mort du nº 83, après 8 jours d'amélioration manifeste. Notre collègue Nattan-Larrier qui a suivi très soigneusement cet enfant, opéré par M. le Dr Morestin, et qui survécut 20 jours à l'intervention, nous a raconté qu'il n'avait pas été peu surpris de trouver, le lendemain de l'opération, l'enfant jouant sur son lit avec des images.

La *vitalité* de certains typhiques est d'ailleurs surprenante. Trois observations nous ont surtout frappé dans la statistique : celle de Herbert et Watkins, où le malade guérit, après avoir successivement présenté les complications suivantes : abcès parotidiens, phlegmon, double otite, arthrite purulente du genou, celle de M. le Dr Heurteaux, où nous lisons qu'un enfant de 10 ans fut opéré, en l'espace de quelques jours, pour une perforation, puis pour une occlusion, et guérit, et enfin l'observ. nº 84 de notre statistique, où le malade subit, en 15 jours, et avec succès 3 laparotomies : l'une pour une 1re perforation, l'autre pour une seconde, la troisième pour une occlusion.

Ces divers résultats ne sont-ils pas des plus encourageants ?

E. — Intervention. — Technique opératoire.

C'est également en nous fondant sur les résultats obtenus, que nous essaierons de décrire l'intervention, telle qu'il nous semble qu'elle doive être pratiquée.

1° Moment. — Platt conseille d'attendre la fin du choc qui suit la perforation ; W. Keen partage cette opinion. M. le Dr Lejars pense qu'il ne faut pas différer d'un instant l'intervention, et que *le plus tôt est le mieux*. D'ailleurs, dans la pratique, ce ne sera guère avant huit ou douze heures, que l'opération pourra se pratiquer ; l'établissement du diagnostic, les préparatifs de l'intervention réclameront toujours quelques heures. Il faudra profiter de ce temps pour injecter au malade *éther et caféine*, et surtout lui injecter abondamment du *sérum intra-veineux* ou *sous-cutané*. Surtout, que le médecin, convaincu de l'opportunité opératoire, ne perde pas un temps précieux avec le traitement médical, c'est de suite qu'il faut mander le chirurgien. Dans les premières vingt-quatre heures, la guérison est de 30 p. 100, au delà de vingt-quatre heures, il n'y a plus guère d'espoir.

2° Durée. — Il est fort important qu'une intervention de ce genre ne dure que quelques instants. Trente minutes nous paraissent une moyenne qu'il faudrait, autant que possible, ne pas dépasser. La connaissance approximative du siège de la lésion contribue à abréger cette durée ; l'habileté opératoire du chirurgien fait le reste.

3° Anesthésie. — Elle sera faite très doucement, par un chloroformisateur éprouvé ; quelques gouttes de chloroforme suffiront ordinairement pour amener le sommeil anesthésique.

4° INCISION. — L'*incision médiane* a été faite dans les cas de MM. Lejars, Boinet, Célos, Leguen. Elle permet une exploration plus complète et plus facile des anses intestinales. Nous avons vu que la perforation pouvait siéger en d'autres points que l'iléon.

La *laparotomie latérale* permet d'approcher davantage la région malade. W. Keen et Platt la défendent.

Nous voyons qu'elle fut choisie par MM. les Drs Heurteaux, Peyrot, Souligoux, Morestin.

Toutes deux peuvent être défendues, et surtout, toutes deux peuvent être pratiquées simultanément.

Deux incisions furent faites par M. Peyrot, deux par M. Heurteaux, trois dans un cas de M. Souligoux.

Cette question ne nous paraît donc avoir qu'une importance secondaire, nous en reparlerons au drainage.

5° RECHERCHE DE LA PERFORATION. — Elle doit se faire avec méthode. Il faudra courir droit au cæcum et à l'appendice, s'assurer de l'intégrité de ces deux organes et, remontant du cæcum vers les parties initiales de l'intestin grêle, explorer délicatement les 50 derniers centim. de l'iléon. C'est généralement en cette région que l'on trouvera le point perforé.

6° TRAITEMENT. — La perforation est trouvée. Quel en sera *le traitement ?*

S'il s'agit de l'appendice ou du diverticule de Meckel, la résection nous semble s'imposer. Cette perforation indique des lésions graves de l'annexe et le mieux sera de supprimer ce foyer. C'est ce qui fut fait dans les nos 5, 12, 20, 27, 41, 80. La résection du diverticule fut faite par MM. Boinet et Delanglade. M. le Dr Heurteaux se contenta de faire la suture du point perforé, et son malade guérit.

S'il s'agit de l'intestin, trois procédés pourront être employés :

a) *La suture*. Elle sera précédée ou non de l'excision ou *abrasion* des parties périphériques, suivant l'état des tissus. L'excision allonge un peu l'opération, et l'on sait qu'il faut aller vite. Dans les nos 30, 45, 55, 75, l'abrasion précéda la suture.

La plupart du temps, on se contentera d'enfouir les parties malades et de suturer l'orifice par des points séro-séreux à la Lembert, de préférence séparés, vu la friabilité des parois qui pourrait détruire le surjet. Deux rangs de sutures, au moins, matelasseront la cavité, trois rangées même seront faites, s'il est besoin, car le rétrécissement du tube intestinal n'est guère à craindre.

b) *La fixation de la perforation à la paroi* est recommandée d'une façon générale par Alexandroff, et, dans quelques cas, par M. Rochard.

Elle a été employée dans le cas 24, pour friabilité extrême de la paroi. Son emploi nous paraît devoir être rare.

6° La *résection* d'une portion de l'intestin a été faite plusieurs fois, dans le cas d'ulcérations nombreuses et menaçantes ; nous la trouvons 9 fois dans nos observations, avec une seule guérison. Dans deux cas, 30 centim. d'iléon furent réséqués (65 et 67) ; le bouton de Murphy fut employé dans un cas. Ce procédé, que Guecelewitsch et Wanach nous semblent avoir employé, de parti pris, dans leurs interventions, ne doit pas être suivi, croyons-nous ; l'opération est forcément longue, le choc plus grave, et les résultats ne sont pas meilleurs. L'entérectomie doit être réservée aux pertes étendues de substance, et dans les cas où des ulcérations contiguës et profondes menacent de se perforer bientôt.

7° Exploration. — Les anses intestinales voisines seront explorées, le côlon transverse sera rapidement inspecté, mais surtout l'appendice et le diverticule seront examinés soigneusement. Si des ulcérations menacent de se perforer, quelques points de suture sont placés après enfouissement ; à plus forte raison, les *perforations de voisinage seront* obturées.

Mais le temps presse, cette exploration prolonge l'anesthésie, elle doit prendre fin de bonne heure.

Les numéros 6, 45, 72 nous offrent des exemples de ces sutures multipliées sur les points menaçants.

8° Lavage. — Le *lavage* à l'*eau bouillie* ou la *solution saline* sera préféré au simple nettoyage avec les tampons. Ici, la péritonite est généralisée, on ne craint pas l'envahissement de voisinage, le lavage doit être abondant. Le tamponnement reprendrait, bien entendu, ses droits, s'il s'agissait par hasard d'une péritonite circonscrite.

9° Drainage. — Le *drainage* est d'une grande importance; il sera établi avec des mèches de gaze, ou mieux encore, avec de gros tubes de drainage. Une seule incision ne suffit pas, il faut de larges *contre-ouvertures* pour assurer l'écoulement fétide. C'est ce qui fut fait par MM. Peyrot et Heurteaux.

10° Suture de la paroi. — Les *parois abdominales* ne seront pas fermées, ou le seront par quelques points seulement, aux extrémités de l'incision ; l'ouverture large de la plaie nous a paru donner de meilleurs résultats (cas de M. Peyrot). La plaie sera recouverte de gaze stérilisée humide.

11° Soins consécutifs. — Enfin, le malade *sera surveillé* très attentivement (pouls, température, facies). *De grandes quantités de sérum* (*2 litres ou même davantage*) lui seront injectés *quotidiennement*. M. le Dr Lejars insiste beaucoup sur ce point, et avec raison.

On combattra le *météorisme*, et préviendra, autant que possible, l'*occlusion* signalée dans quelques cas.

CONCLUSIONS

I. — La perforation se produit le plus ordinairement au troisième septénaire d'une fièvre typhoïde grave ou moyenne. Elle peut survenir comme premier phénomène dans le cours d'un typhus ambulatoire, ou se montrer dans la convalescence ou la rechute.

Elle est surtout fréquente chez l'*homme adulte*. Elle existe *chez l'enfant*, dans des proportions plus considérables qu'on ne l'admet généralement.

Elle est favorisée par un certain nombre de causes adjuvantes (constipation, purgatifs, efforts, et surtout *écarts de régime*).

II. — La perforation, le plus souvent *unique*, siège dans les 60 derniers centimètres de l'iléon ; mais on l'a rencontrée dans les premières portions de l'intestin grêle, dans le gros intestin (cæcum, côlon, rectum) et surtout aussi dans l'*appendice* et le *diverticule de Meckel*.

L'appendice peut présenter les trois stades habituels de la lésion typhique : hyperémie, ulcération, perforation.

Nous rapportons des cas de diverticulite ulcéreuse et perforante.

La forme et les dimensions de la perforation semblent dépendre du mécanisme : punctiforme, dans le cas d'*ulcération progressive*, elle est large et étendue dans le cas de *gangrène en masse*.

La péritonite circonscrite est l'exception ; la péritonite généralisée est la règle.

III. — Dans quelques cas, le *tableau clinique* est complet.

Le plus souvent, il n'y a que quelques symptômes, parfois même un seul.

La *température* nous semble moins importante à consulter que le *pouls* et le *facies*. La *douleur* manque rarement.

La *disparition de la matité hépatique* est un bon signe ; la *défense musculaire est précoce*.

Il existe une forme simulant l'*occlusion intestinale*.

La *coexistence de l'hémorrhagie et de la perforation* imprime à la perforation une modalité clinique assez spéciale.

IV. — Deux cas peuvent se présenter en clinique.

A) *La fièvre typhoïde est méconnue.*

Il faudra poser successivement les diagnostics de péritonite, de perforation, de perforation intestinale, et enfin de perforation d'origine typhique.

B) *On sait qu'il s'agit d'un typhique.*

Si le tableau clinique est net, le diagnostic s'impose.

Le plus ordinairement, un symptôme prime la scène, ou il n'y a qu'un symptôme.

Il convient de ne pas méconnaître ce symptôme; il faut éviter, d'autre part, de lui attribuer une valeur qu'il n'a pas.

L'*hyperthermie* se retrouve dans la rechute, l'appendicite para-typhoïde, et les complications suppuratives de la convalescence.

L'*hypothermie* peut provenir de l'hémorrhagie intestinale, plus régulière dans sa courbe thermique, avec un pouls plutôt lent ; on la trouve dans les défervescences brusques, dans le stade amphibole, après un bain froid, à la suite de diverses hémorrhagies, dans le collapsus hépatique, après diverses médications, dans le cours ou le déclin de quelques manifestations pulmonaires.

La mollesse et la dépression du pouls, dans l'état adynamique du sujet, pourront faire croire à une *myocardite*.

Le *météorisme exagéré* a donné lieu à quelques erreurs.

On a pu penser dans un cas à des *phénomènes méningitiques.*

Les péritonites par propagation ne sauraient être différenciées des péritonites par perforation. Leur traitement nous semble, d'ailleurs, devoir être le même.

Il faudra songer enfin *à la cholécystite suppurée ou perforante.*

Le siège de la perforation ne saurait être diagnostiqué jusqu'ici.

L'*examen du sang* pourrait, dans certains cas douteux, venir confirmer le diagnostic.

V. — Le pronostic est fatal : les cas de guérison rapportés ont trait à des appendicites ou de légères péritonites par propagation ; les faits, confirmés par l'autopsie consécutive, sont de véritables curiosités pathologiques (occlusion par épiploon ou mésentère). Il ne faut pas compter sur une éventualité aussi improbable.

VI. — En présence d'une complication si grave, le traitement médical est impuissant.

Que peut donner le traitement chirurgical ?

La statistique, que nous avons dressée, donne 23 p. 100 de guérisons.

Elle porte sur 107 cas, dont 25 favorables.

L'intervention chirurgicale est donc légitime.

L'unicité habituelle de la perforation, la connaissance approximative du siège des lésions, la solidité rapide des sutures, plaident en faveur de l'opération.

Quand elle ne sauve pas le moribond, l'intervention provoque des survies parfois longues.

VII. — L'intervention sera *aussi précoce que possible.*

Sa *durée* sera très *courte*, *l'anesthésie sera douce et surveillée.*

L'*incision*, médiane ou latérale, le plus souvent *double* pour favoriser le drainage, conduira facilement sur le point perforé.

La *suture à la Lembert, à points séparés*, sera la règle.

L'*entérectomie* et la *suture à la paroi* seront l'exception.

Un *lavage* abondant à l'eau bouillie ser.. pratiqué.

Un *drainage*, multiple et soigneux, assurera l'écoulement du pus fécaloïde.

Les parois abdominales *ne seront pas suturées*.

Les *suites opératoires* seront surveillées. D'abondantes injections de sérum artificiel seront faites quotidiennement.

BIBLIOGRAPHIE

Archer (Robert). — Exemples cliniques de perforation intestinale dans le cours de la fièvre typhoïde. *Dublin J. of. med. sc.*, août 1887, p. 90.

Augellier. — *De la fièvre typhoïde dans les hôpitaux de Lyon pendant les 5 dernières années.* Thèse Lyon, 1896.

Barbe. — *Perforation de l'intestin grêle.* Thèse de Paris, 1893.

Bensaude. — *Diagnostic médical* de DEBOVE et ACHARD. Article Sang.

Blanc. — *Diverticule de Meckel.* Thèse de Paris, 1899.

Boillereau. — *De la fièvre typhoïde chez les enfants.* Thèse de Paris, 1881.

Boinet et Delanglade. — *Archives générales de Médecine*, oct. 1899.

Boussin. — *Traitement de la fièvre typhoïde.* Thèse de Paris, 1849.

Bouvard. — *De quelques complications de la fièvre typhoïde.* Thèse de Paris, 1848.

Bretonneau et Trousseau. — De la dothiénenterie. *Arch. générales de Médecine*, 1826.

Bucquoy. — *France médicale*, 1879.

Bulletin de la Société anatomique, juillet 1876. Diverticule de Meckel.

Bulletin de la Société médicale des hôpitaux, 1857, séances des 14 et 28 octobre.

Chantemesse. — *Traité de Médecine* CHARCOT et BRISSAUD. Art. Fièvre typhoïde.

Chatard. — *Contribution à l'étude des rechutes de la fièvre typhoïde chez l'enfant.* Thèse Paris, 1899.

Constantin (Paul). — Hypoth. de la fièvre typhoïde. *Société médic. des hôpitaux*, 1869.

Corbin. — Sur les perforations intestinales considérées au point de vue an. path. *Arch. générales Méd.*, 1831, t. XXV.

Coulomb. — *Contrib. à l'étude des lésions de l'appendice.* Thèse Paris, 1899.

Couturier. — Perforation intestinale. Typhus ambulatoire. *Loire médicale*, 15 nov. 1883.

Daureillan. — *Du hoquet dans la fièvre typhoïde.* Thèse de Bordeaux, 1893.

Derocque. — *De l'entérectomie.* Thèse de Paris, 1897.

Deumié. — *Des réitérations de la fièvre typhoïde.* Thèse Paris, 1887.

Dieulafoy. — De l'intervention chirurgicale dans les péritonites de la fièvre typhoïde. *Presse médicale*, 28 oct. 1876.

— — *Bulletins de l'Académie de médecine*, séance du 20 oct. 1896.

— — *Manuel de pathologie interne.*

Dillay. — *De la perforation intestinale de la fièvre typhoïde.* Thèse Paris, 1886.

Durand. — *De l'alimentation pendant la fièvre typhoïde.* Thèse Paris, 1883.

Finney. — Chirurgie de l'ulcèr. perfor. typhique. *Ann. of Surg.*, mars 1897.

Garcin. — *Perforation intestinale dans la rechute de fièvre typhoïde.* Thèse de Lyon, 1893.

Gilbert. — *De la fièvre typhoïde.* Thèse Paris, 1844.

Glinzlez. — *La péritonite de la fièvre typhoïde.* Thèse Paris, 1880.

Gouronnec. — *De la typhlite et de la pérityphlite dans leurs rapports avec la fièvre typhoïde.* Thèse Paris, 1881.

Grandjean. — *Traitement de la fièvre typhoïde.* Thèse Paris, 1840.

Griesinger. — *Traité des maladies infectieuses.*

Grisolle. — *Pathologie interne.* — *Traité de la pneumonie.*

Guigard. — *De la fièvre typhoïde à rechute.* Thèse Paris, 1878.

Guinon. — Deux cas de perforation chez l'enfant. *Revue mensuelle des maladies de l'enfance*, juillet 1890.

Guyot. — *De la péritonite par propagation.* Thèse Paris, 1885.

Hayem. — *Le sang.*

Hoffmann. — *Considérations sur le typhus abdominal.*

Homolle. — *Dictionnaire de Médecine et de Chirurgie*, t. XXXVI.

Heusé (J.). — *Intervention dans les péritonites aiguës généralisées.* Thèse de Paris, 1898.

Hutinel. — *Convalescence et rechute de la fièvre typhoïde.* Thèse d'agrégation, Paris, 1883.

Jaccoud. — Des défervescences brusques de la fièvre typhoïde. *Leçons de Clinique médicale*, 1885.

Jaccoud. — *Leçon de Clinique médicale*, 1867.

Josias. — *La fièvre typhoïde du vieillard.* Thèse, 1881.

Keen (William). — Philadelphie, 1898. In-8° 386 p.

Labadie-Lagrave. — *Hypothermie par bains froids.* Thèse d'agrégation.

Labaste. — *De quelques complications de la convalescence de la fièvre typhoïde.* Thèse de Lyon, 1893.

Laboulbène. — Deux observations de perforation intestinale dans la fièvre typhoïde. *Union médicale*, 1877.

Laporte. — *La péritonite par propagation de la fièvre typhoïde.* Thèse de Lyon, 1899.

Lefèvre. — *Divers traitements de la fièvre typhoïde.* Thèse, 1851.

Lejars. — *Chirurgie d'urgence.*

Lejars. — *Société de Chirurgie*, séance du 25 novembre 1896.

Lereboullet. — Traitement chirurgical des perf. intest. *Académie de Médecine* séance du 3 novembre 1896.

Letulle. — Des perforations aiguës de l'intestin grêle. *Presse médicale*, 1895.

Leudet. — *Archives générales de Médecine*, 1859.

— — Recherches sur la perforation typhique. *Mémoires de l'Académie de Médecine*, 1871.

Lorris. — *Progrès médical*, 27 décembre 1890, t. II, p. 512.

Lowry. — *Des hémorrhagies intestinales dans la fièvre typhoïde.* Thèse, 1884.

Malherbe. — *Des rapports du pouls et de la température dans la fièvre typhoïde.* Thèse, 1882.

Margery. — *La péritonite par propagation.* Thèse, 1892.

Mears. — De l'intervention chirurgicale dans les ulcères perforants de la fièvre typhoïde. *Americ. surg. Assoc.*, 19 septembre 1888.

Moizard. — *Journ. de Méd. et Chir. pratiques*, 10 juillet 1899.

Monod. — *Presse médicale*, 21 novembre 1896.

Monod et Vanverts. — *Revue de Chirurgie*, 10 mars 1897.

Morin. — *Perforations intestinales dans le cours de la fièvre typhoïde.* Thèse Paris, 1869.

Morton. — Cons. chirurg. sur les compl. abdom. de la fièvre typhoïde. *Med. News*, 26 novembre 1887.

Moutier. — *De la perforation intestinale de la fièvre typhoïde.* Thèse, 1858.
Murchinson. — *Traité des f. contin. de la Grande-Bretagne.* (Trad. française.)
Hussy (de). — *Clinique sur la fièvre typhoïde.*
Orton. — *British med. Journal*, juillet 1899.
Parmentier. — *Traité de Médecine* BROUARDEL. Art. Sang.
Penot. — *Fièvre typhoïde et grossesse.* Thèse, 1899.
Presse médicale, 15 juillet 1899, n° 56.
Peyronnet. — *Phlegmons de la fosse iliaque consécutifs à des perforations intestinales.* Thèse Paris, 1876.
Potain. — Les perforations intestinales de la fièvre typhoïde. *Gazette des hôpitaux*, 1891.
Prevost-Maisonnay. — *Lésions du côlon dans la fièvre typhoïde.* Thèse Paris, 1899.
Ramond. — *Etude sur la fièvre typhoïde expérimentale.* Thèse Paris, 1898.
Ranque. — *Péritonite de la fièvre typhoïde.* Thèse Paris, 1881.
Reunert. — Trois observations de perforation typhique guéries, in *Revue Hayem*, 1890.
Rillet. — *La fièvre typhoïde chez les enfants.* Thèse, 1846.
Rochard. — *Chirurgie d'urgence.*
Roger. — Insuffisance hépatique. *Presse médicale*, 1900.
Romiszowski-Devouceaux. — *Récidive de la fièvre typhoïde.* Thèse Paris, 1885
Routier. — *Bulletin médical*, 20 janvier 1892.
Siron. — *De l'intervention précoce dans les péritonites aiguës diffuses.* Thèse. Paris, 1897.
Société royale (Angleterre). — Perforation typhique. *Bulletin médical*, 10 février 1897.
Thirial. — *Union médicale*, 1855.
Thoinot. — *Traité de médecine et de thérapeut.*, t. I, p. 673.
Tournier. — De l'intervention chirurgicale dans quelques maladies de l'intestin. *Revue générale de clinique*, n° 14, p. 209.
Trécoret. — *Des perforations intestinales.* Thèse, 1880.
Trousseau. — *Cliniques médicales de l'Hôtel-Dieu.*
Truc. — *Intervention dans péritonite.* Thèse d'agrégation, 1886.
Vaquez. — Aliment des typhiques. *Presse médicale*, 10 février 1900.
Variot. — *Société de pédiatrie*, 14 nov. 1899.
Vallin. — *Archives générales de médecine*, 1873.

IMPRIMERIE A.-G. LEMALE, HAVRE

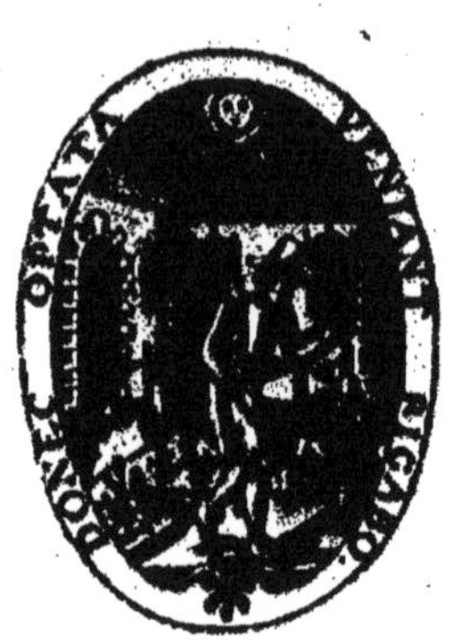

IMPRIMERIE A.-G. LEMALE, HAVRE

www.ingramcontent.com/pod-product-compliance
Ingram Content Group UK Ltd.
Pitfield, Milton Keynes, MK11 3LW, UK
UKHW021038230726
13926UKWH00004B/1543